Der Fall Eluana

Europäische Hochschulschriften
Publications Universitaires Européennes
European University Studies

Reihe XXXI
Politikwissenschaft

Série XXXI   Series XXXI
Sciences politiques
Political Science

Bd./Vol. 612

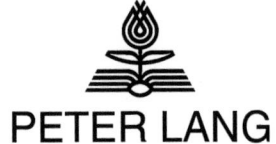

PETER LANG
Frankfurt am Main · Berlin · Bern · Bruxelles · New York · Oxford · Wien

Alexander Hevelke

Der Fall Eluana

Politische und ethische
Probleme im Umgang
mit Menschen in
dauerhafter künstlicher
Lebenserhaltung

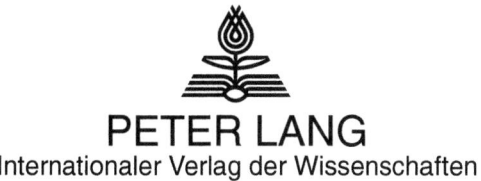

PETER LANG
Internationaler Verlag der Wissenschaften

Bibliografische Information der Deutschen Nationalbibliothek
Die Deutsche Nationalbibliothek verzeichnet diese Publikation in
der Deutschen Nationalbibliografie; detaillierte bibliografische Daten
sind im Internet über http://dnb.d-nb.de abrufbar.

Gedruckt auf alterungsbeständigem,
säurefreiem Papier.

ISSN 0721-3654
ISBN 978-3-631-62174-5
© Peter Lang GmbH
Internationaler Verlag der Wissenschaften
Frankfurt am Main 2012
Alle Rechte vorbehalten.

Das Werk einschließlich aller seiner Teile ist urheberrechtlich
geschützt. Jede Verwertung außerhalb der engen Grenzen des
Urheberrechtsgesetzes ist ohne Zustimmung des Verlages
unzulässig und strafbar. Das gilt insbesondere für
Vervielfältigungen, Übersetzungen, Mikroverfilmungen und die
Einspeicherung und Verarbeitung in elektronischen Systemen.

www.peterlang.de

Einführung

Das vorliegende Buch beruht auf einer Magisterarbeit mit gleichem Titel, die Herr Hevelke im Sommersemester 2009 im Fach Philosophie an der Ludwig-Maximilians-Universität unter meiner Betreuung angefertigt hat. Diese Arbeit befasst sich mit einem der umstrittensten und politisch, rechtlich und ethisch schwierigsten Fragestellungen, nämlich der des angemessen Umgangs mit Menschen im Koma, Wachkoma und in weitgehender apparativer Abhängigkeit. Der konkrete Fall Eluana hat über viele Jahre die italienische Öffentlichkeit, die italienische Justiz und Politik beschäftigt und zu zahlreichen Debatten geführt. Er bietet Anlass unsere ethischen Intuitionen zu prüfen und in einen größeren philosophischen Kontext zu stellen. Sie stellt sich unter anderem der Frage, ob der Staat auch unabhängig von Interessenlagen der betroffenen Personen eine Pflicht zu leben auferlegen und gegebenenfalls rechtlich etablieren darf. Der Verfasser plädiert überzeugend für den Vorrang der Autonomie. Der Verfasser zeigt in diesem schwierigen Feld der Ethik, der rechts- und politischen Philosophie eine hoch entwickelte Urteilskraft und hält sich mit voreiligen inhaltlichen Festlegungen angenehm zurück. Schon von daher ist es wünschenswert, dass diese Arbeit einem breiteren Leserkreis als Buch zugänglich gemacht wird.

München im August 2011

Prof. Dr. Julian Nida-Rümelin, Staatsminister a.D.

Danksagung

Diese Arbeit wäre ohne die Anregungen und die Unterstützung meines Betreuers Prof. Dr. Julian Nida-Rümelin nicht möglich gewesen. Ihm verdanke ich nicht nur eine ganze Reihe ausgesprochen hilfreicher Denkanstöße und Kommentare, sondern auch die Möglichkeit, diese doch sehr philosophische Arbeit im Rahmen meines politikwissenschaftlichen Studiums überhaupt schreiben zu dürfen.

Ebenfalls Dank gebührt zum einen meinem Vater Prof. Andreas von Hirsch für inhaltliche Anregungen und Kommentare und zum anderen meiner Mutter Marion Hevelke v. Craushaar für stilistische und grammatische Korrekturen.

Inhalt

Einführung 5

Danksagung 7

Einleitung 11

1. Menschenwürde 15
    1.1 Was ist Menschenwürde? 15
        1.1.1 Menschenwürde als Grundsatzentscheidung und Quelle aller Menschenrechte . 15
        1.1.2 Menschenwürde als analytisches Werkzeug: Selbstachtung/Schutz vor Demütigung 18
        1.1.3 Trennung von Würde und Autonomie 21
        1.1.4 Christlich geprägte Konzepte 22
    1.2 Menschenwürde - Anwendung auf das Problem der künstlichen Lebenserhaltung 27
        1.2.1 Der Gelähmte 27
        1.2.2 Total Locked-in 30
        1.2.3 Eluana 31
        1.2.4 Schwierigkeiten der Anwendung 34

2. Autonomie 37
    2.1 Unterschiedliche Bedeutungen des Autonomiebegriffs 37
        2.1.1 Der erste Bedeutungsbereich von Autonomie: Autonomie als Fähigkeit 38
        2.1.2 Der zweite Bedeutungsbereich von Autonomie: Autonomie als Zustand des Lebens 39
        2.1.3 Der dritte Bedeutungsbereich von Autonomie: Autonomie als Anrecht 40
        2.1.4 Verschiedene Bereiche des Anrechts auf Autonomie 43
    2.2 Anwendung des Autonomieprinzips: künstliche Lebenserhaltung und unterschiedliche Formen der Willensäußerung 47
        2.2.1 Der Gelähmte - künstliche Lebenserhaltung und das Recht auf Autonomie 47
        2.2.2 Total Locked-in - Patientenverfügungen, Hörensagen und das Problem eines Fehlens von Informationen über den Willen des Patienten 49
        2.2.3 Eluana - Rolle der Autonomie bei Menschen, die keinen Willen mehr haben 53

3. Leben: Interesse, Recht oder unabhängiger Wert? 57
    3.1 Leben als auf Interessen basiertes Recht und die Rolle des Paternalismus 57
        3.1.1 Das Interesse des Betroffenen als Basis eines Rechts auf Leben 58
        3.1.2 Verzicht auf das Recht auf Leben 61
        3.1.3 Interesse und Paternalismus 67
    3.2 Der Wert des Lebens und "legal moralism" 70
        3.2.1 Der Wert des Lebens - begriffliche Klärungen 70
        3.2.2 Das Leben als "Wert an sich" - Begründungen 72
        3.2.3 Legal moralism 77
    3.3 Leben als Recht, Wert oder Interesse - Anwendung auf das Problem der künstlichen Lebenserhaltung 81

  3.3.1 Der Gelähmte 81
  3.3.2 Total Locked-in 83
  3.3.3 Eluana 85

Fazit 87

Quellenverzeichnis 91

Einleitung

Eluana Englaro hatte 1992, kurz nach ihrem einundzwanzigsten Geburtstag, einen Autounfall.[1] Dieser führte zu einem schweren Hirntrauma und ließ sie in einem permanenten vegetativen Zustand zurück. Eluana wurde in einer privaten Klinik versorgt, die sich später weigerte der Forderung ihres Vaters nach einer Beendigung der künstlichen Lebenserhaltung nachzukommen. Eluana hatte keine Patientenverfügung verfasst (eine solche wäre im italienischen Recht auch nicht vorgesehen gewesen und hätte keine rechtliche Bindungskraft gehabt), sich aber zu früheren Zeitpunkten mehrfach zu dem Thema geäußert und betont, dass sie im Falle eines Komas keine dauerhafte künstliche Lebenserhaltung wünsche. Der Fall ging durch die gerichtlichen Instanzen bis der Vater schließlich Recht bekam. Eluana starb am 9. 2. 2009, nach fast siebzehn Jahren Wachkoma.

In Anlehnung an den Fall Eluana soll in dieser Arbeit die Frage thematisiert werden, unter welchen Bedingungen und warum lebenserhaltende Maßnahmen beendet, bzw. weitergeführt werden sollen. Besondere Aufmerksamkeit soll dabei der Frage gewidmet werden, welche moralischen Prinzipien und Konflikte hinter diesem Problem stehen. Die Arbeit ist damit in erster Linie normativ ausgerichtet. Ich werde nur bedingt auf geltendes Recht eingehen und die Besonderheiten des italienischen Rechtssystems weitestgehend außer Acht lassen.

Der etwas unpräzise Begriff der "künstlichen Lebenserhaltung" bezieht sich an dieser Stelle auf künstliche Ernährung und/oder Beatmung. Es mag andere Behandlungsformen geben, wie etwa Blutwäsche bei Dialysepatienten, die technisch gesehen ebenfalls unter den Begriff der künstlichen Lebenserhaltung fallen. Um sie dreht es sich in dieser Arbeit aber nicht. Da jedoch ein genauer medizinischer Sammelbegriff fehlt, werde ich den Begriff der "künstlichen Lebenserhaltung" im Folgenden als Überbegriff für künstliche Beatmung und Ernährung verwenden. Es erscheint aus Gründen der Lesbarkeit und Übersichtlichkeit am sinnvollsten.

Die hier zu betrachtende Problematik soll sich insofern an Eluana orientieren, als ich mich auf Fälle beschränken möchte, die der Situation Eluanas in zweierlei Beziehung entsprechen: zum einen dreht es sich um Patienten, die aufgrund von Lähmungen oder Gehirnschäden die Kontrolle über ihr Handeln soweit verloren haben, dass sie für ihr Überleben auf künstliche Lebenserhaltungsmaßnahmen angewiesen sind. Zum anderen möchte ich mich hier auf sol-

---

1   Bonito, Primavera, Borghi, Mori, Defanti: The discontinuation of life support measures in patients in a permanent vegetative state S. 132

che Patienten beschränken, bei denen, wie im Falle Eluanas, keine realistische Hoffnung auf Heilung besteht.

Bei aller Beschränktheit gibt es eine sehr große Anzahl von Patienten, die sich, etwa nach Unfällen oder Schlaganfällen, in einer entsprechenden Situation befinden. Die Situation der einzelnen Betroffenen kann sowohl in Bezug auf die gedankliche Klarheit der Patienten als auch auf ihre Kontrolle über ihren Körper sehr unterschiedlich ausfallen. Insofern stellt sich die Frage, wie eine solche Vielzahl von möglichen, unterschiedlichen Fällen angemessen zu behandeln ist. Die in dieser Arbeit gewählte Lösung ist die, drei grundsätzliche Fälle zu konstruieren, die geeignet scheinen, das hier abzuhandelnde Gebiet abzustecken:

Der erste Fall entspricht der Situation, in der Eluana sich befand: Sie war in einem dauerhaften Wachkoma. Höhere Hirnfunktionen waren nicht mehr gegeben und ein Bewusstsein, geschweige denn die Möglichkeit einer Willensäußerung existierte damit nicht mehr. Es gab keinen Willen mehr, den sie hätte äußern können. Wichtig ist dabei anzumerken, dass ich den Fall Eluanas in dieser Arbeit nicht nur als Einzelfall betrachte, sondern ihn zum Teil als Beispiel für den Fall eines Wachkomapatienten heranziehe. So wird unter anderem die Relevanz einer Patientenverfügung im Falle Eluana thematisiert. Der "Fall Eluanas" steht hier stellvertretend für ein beliebiges Beispiel eines dauerhaften Wachkomapatienten

Der zweite Fall ist dem der Eluana diametral entgegengesetzt: Der schwer Gelähmte, der ebenfalls auf künstliche Lebenserhaltung angewiesen, aber durchaus noch bei Bewusstsein ist und genügend Kontrolle über seinen Körper besitzt, um seinen Willen auch in der ein oder anderen Form äußern zu können. In einem Großteil der Passagen über generelle Fragen der künstlichen Lebenserhaltung werde ich mich auf diesen Fall beziehen. Er ist für die Zwecke dieses Arbeit schlicht am überschaubarsten. Die Anwendung vieler Prinzipien wie beispielsweise Würde und auch Autonomie ist hier, im Gegensatz etwa zum Falle Eluanas, sehr viel unproblematischer. So hat der Gelähmte im Gegensatz zu Eluana noch einen Willen, dessen Inhalt man auch recht leicht - durch Befragung - herausfinden kann. Generell bietet er einen guten Ausgangspunkt für grundsätzliche Überlegungen. Auf die spezifischen Probleme, welche mit den besonderen Zuständen der anderen beiden Fälle einhergehen, werde ich dann noch einmal getrennt eingehen.

Der dritte exemplarische Fall wird als "total Locked-in-Syndrom" beschrieben. (Ich werde im Folgenden "Locked-in" als Synonym für "total locked-in" benutzen. Diese Verwendung ist zwar medizinisch nicht ganz korrekt, aber erheblich weniger sperrig)[2] Er ist selten und fast immer nur vorübergehend, aber dauerhafte Fälle sind zumindest möglich. Es ist der Fall der bewussten, denkenden Person, die aber jegliche Kontrolle über ihren Körper verloren hat und damit ohne Möglichkeit der Kommunikation oder Willensäußerung in ihrem Körper eingeschlossen ist.

Die meisten Patienten dürften sich irgendwo zwischen den genannten exemplarischen Fällen bewegen. Ein Beispiel dafür wäre etwa das Opfer eines Schlaganfalles, welches künstlich ernährt wird. Es kann sich noch bedingt bewegen und Angst/Schmerz/etc. empfinden, besitzt aber nicht mehr die nötige geistige Klarheit, um seinen Willen zu äußern. Wie viel Bewusstsein und Empfinden der Betroffene dabei besitzt, wie viel seiner Unfähigkeit zur Kommunikation fehlendem Bewusstsein und wie viel der mangelnden Kontrolle über seinen Körper entspringt, dürfte von Fall zu Fall verschieden sein und ausgesprochen schwer von außen einzuschätzen. Das Beispiel lässt sich jedoch recht gut als Mischform der drei genannten Fälle beschreiben. Ethische Erwägungen, die eigentlich auf diese bezogen sind, dürften sich auf das genannte Schlaganfallopfer übertragen lassen.

Im Folgenden sollen drei Prinzipienkomplexe besprochen und auf ihre Anwendbarkeit auf besagte drei Standartfälle überprüft werden:

Der erste Themenbereich, auf den ich mich konzentrieren möchte, dreht sich um den Begriff der Menschenwürde. Die Würde des Menschen wird bei der Frage nach der künstlichen Lebenserhaltung, wie bei schwierigeren moralischen Problemen generell, gerne herangezogen. Über ihre genaue Bedeutung herrscht aber Dissens. Im ersten Teil dieses Kapitels sollen verschiedene Konzepte von Menschenwürde behandelt und untersucht werden, inwieweit die verschiedenen Konzeptionen der Menschenwürde geeignet sind, als Werkzeug zur Beantwortung von moralischen Problemen zu dienen. Im zweiten Teil soll untersucht werden, inwieweit und warum eine mögliche Beendigung bzw. Weiterführung der künstlichen Lebenserhaltung die Menschenwürde der Betroffenen gefährden könnte. Dabei möchte ich auf die drei genannten Standartfälle (des Gelähmten, des Locked-in-Patienten und von Eluana) jeweils einzeln eingehen.

Im zweiten Kapitel möchte ich mich auf den Begriff der Autonomie konzentrieren. Zuerst sollen dabei, wie im Fall der Menschenwürde, verschiedene Konzeptionen der Autonomie betrachtet werden. Die Frage ist auch hier, welche

---

2   Beim "normalen" Locked-in-Syndrom sind gewisse Augenbewegungen und damit Kommunikation noch möglich. Bei der total locked-in-Variante ist der Betroffene auch zu besagten Augenbewegungen nicht mehr in der Lage. Er kann also überhaupt nicht mehr kommunizieren. Wenn in der vorliegenden Arbeit von "locked-in" gesprochen wird, ist dies grundsätzlich als Kurzform für "total locked-in" zu verstehen.

Autonomiekonzeptionen geeignet sind, für die Begründung staatlicher Interventionen angewandt zu werden. Im zweiten Teil des Kapitels möchte ich mich dann auf mögliche Begründungen des Rechts auf Autonomie konzentrieren. Zusätzlich soll untersucht werden, welche Ansprüche in dem Begriff der Autonomie zusammengefasst sind. Autonomie ist ein recht breites Konzept, und eine nähere Betrachtung dieser Einzelbereiche dürfte einiges zur Klarheit der Sache beitragen. Zu guter Letzt möchte ich die Autonomie auf die drei Standartfälle anwenden. Dabei stellt sich zusätzlich im Zusammenhang mit dem Locked-in-Patienten die Frage, welchen moralischen Status Willensäußerungen haben, die nur noch in Form von Hörensagen oder Patientenverfügungen zur Verfügung stehen. Eine weitere zusätzliche Frage ergibt sich im Fall Eluanas, in dem eine etwaige Patientenverfügung weniger ein Hinweis auf den aktuellen Willen des Patienten ist, als vielmehr Ähnlichkeiten mit einem Testament aufweist.

Das letzte Kapitel beschäftigt sich mit verschiedenen Betrachtungsweisen des Lebens als Recht bzw. als Wert. Dabei soll zuerst das Konzept des Lebens als auf den Interessen des Betroffenen basiertem Recht näher betrachtet werden. Schließlich möchte ich noch auf das Konzept des Paternalismus eingehen, das ebenfalls auf den Interessen der Person basiert. Der zweite Teil des Kapitels dreht sich um den von den Interessen des Betroffenen unabhängigen Wert des Lebens und das Konzept des *"legal moralism"*, womit in der englischsprachigen Diskussion strafrechtliche Verbote bezeichnet werden, welche nicht auf den Rechten und Interessen von Personen basieren. Zu guter Letzt möchte ich die in diesem Kapitel untersuchten Konzepte wiederum auf die drei Standartfälle anwenden.

Abschließend sei noch angemerkt, dass in der hier vorgenommenen Diskussion selbstverständlich eine gewisse Verengung stattfindet. Gerade durch die reine Fokussierung auf Patienten ohne Heilungschancen ist ein zentraler Faktor der moralischen Beurteilung vieler Fälle außen vor gelassen worden. Dies ließe sich unter Umständen als unzulässige Vereinfachung des Themas kritisieren. Der Grund für dieses Vorgehen liegt darin, dass es sinnvoll erscheint, die moralischen Implikationen eines Fehlens jeglicher Heilungschancen für sich allein zu betrachten. Dieses Fehlen führt (insbesondere im Fall von Locked-in- und Wachkomapatienten) zu ganz eigenen Fragen und Problemen in Bezug auf die Anwendbarkeit der verschiedener moralischen Prinzipien. Es lohnt sich zweifellos, diese genauer und für sich allein zu untersuchen. Davon abgesehen ist die Frage nach Fällen dieser Art auch nicht rein theoretischer Natur. Es gibt genügend reale Beispiele für solche Fälle, Eluana Englaro ist lediglich eines der bekanntesten.

1. Menschenwürde

1.1 Was ist Menschenwürde?

Die Würde des Menschen ist eines der Konzepte, die zumindest im deutschsprachigen Raum bei fast allen wichtigeren ethischen Fragen gerne herangezogen wird. Was genau mit dem Begriff der Menschenwürde gemeint wird, ist dabei allerdings nicht ganz klar. Generell stehen zwei Möglichkeiten zur Auswahl, wie mit dem Begriff umzugehen ist.

1.1.1 Menschenwürde als Grundsatzentscheidung und Quelle aller Menschenrechte

Die Menschenwürde kann zum einen als politische Grundsatzentscheidung betrachtet werden: *„Den 'nackten', seines Rechtsstatus entkleideten oder entkleidbaren Menschen solle es, so die politische Entscheidung, nicht mehr geben."*[3]

Zu diesem Zweck wird die Menschenwürde als Quelle aller anderen Menschenrechte eingesetzt, als unantastbares, allen menschlichen Wesen gemeinsames Recht, mit Respekt behandelt zu werden.

Ein prominentes Beispiel hierfür ist das deutsche Grundgesetz: *„Die Würde des Menschen ist unantastbar. Sie zu achten und zu schützen ist Verpflichtung aller staatlichen Gewalt. Das deutsche Volk bekennt sich darum zu unverletzlichen und unveräußerlichen Menschenrechten [...]"*[4]

Eine scharfe inhaltliche Definition der Menschenwürde existiert dabei nicht, die Definitionshoheit, ob ein bestimmter Fall die Menschenwürde verletzt oder nicht, liegt im Fall Deutschlands beim Bundesverfassungsgericht. Das Prinzip der Menschenwürde ist damit ein mächtiges Werkzeug in den Händen des Bundesverfassungsgerichts, welches benutzt werden kann, um Gesetze zu kippen, welche nicht mit anderen spezifischen Normen in Konflikt stehen, aber dennoch vom Gericht als menschenverachtend angesehen wird. [5]

Es gibt einiges, was für solche zwar etwas unklare, aber dafür allumfassende Konzepte der Menschenwürde spricht. Die Idee, dass jeder Mensch, unabhängig von seiner geistigen und körperlichen Verfassung, seiner Rasse oder seinem Geschlecht mit Respekt und als den anderen gleichgestelltes Rechtssubjekt behan-

---

3   Kurt Seelmann: Rechtsphilosophie S.227
4   Grundgesetz für die Bundesrepublik Deutschland Art. 1 Abs.1,2
5   Damit ist selbstverständlich nicht gemeint, dass das BVG die Menschenwürde verwendet, um nach Belieben Gesetze zu kippen. Innerhalb der Grenzen des "Sinnvollen" haben sie bei der Interpretation des Begriffes aber einen enormen Freiraum.

delt werden soll, ist sicher begrüßenswert. Dies gilt nicht nur vor dem Hintergrund der deutschen Geschichte.

Zusätzlich gestattet diese Konzeptform von Menschenwürde es aber, eine *„enge Verbindung von Ethik und Recht aufrechtzuerhalten."*[6] Politisch/juristische Konzeptionen dieser Machart weisen einen hohen Grad an Verstrickung und Ähnlichkeit auf, was ja gerade im Fall von grundsätzlichen Menschenrechten durchaus wünschenswert ist. Ein Beispiel hierfür wäre Dürigs Objektformel, die auch vom Bundesverfassungsgericht übernommen wurde. Sie beschreibt die Menschenwürde als Recht, niemals *„zum Objekt, zu einem bloßen Mittel, zur vertretbaren Größe herabgewürdigt"*[7] zu werden. Die Quelle dieser Definition ist klar: Der Wortlaut Kants: *„Handle so, dass du die Menschheit sowohl in deiner Person, als in der Person eines jeden anderen jederzeit zugleich als Zweck, niemals bloß als Mittel brauchst"*[8] wurde in dieser Würdedefinition inhaltlich quasi eins zu eins wiedergegeben. Die Definition des juristischen Rechts auf Würde basiert damit im Grunde auf den moralphilosophischen Annahmen Kants.

Ein möglicher Einwand gegen ein solches Konzept wäre, dass der Schutzgrund einer solchen an Kants Imperativ angelehnten Würdekonzeption in erster Linie in der Rationalität des Menschen verwurzelt ist. Damit stellt sich die Frage, inwieweit Menschen ohne jede Rationalität, wie etwa Eluana nach ihrem Unfall, davon abgedeckt sind. Beantwortet wird dies üblicherweise damit, dass die Würde dem Menschen a priori auf Grund seiner Befähigung zu Selbstgesetzgebung zugesprochen wird. Dabei ist es irrelevant, ob der einzelne empirische Mensch diese Fähigkeit besitzt.

Die enge Verquickung von moralischer Theorie und juristischem Recht ist im Falle der Menschenwürde besonders entscheidend, weil diese Art von unklaren, aber dafür allumfassenden Konzepten der Menschenwürde gerne als Quelle aller weiteren Rechte des Menschen angesehen wird, als eine Art „Überkategorie". Beispiele für diese Form von Verwendung des Würdebegriffes sind sowohl das deutsche Grundgesetz, als auch verschiedene moralphilosophische Ansätze.[9] *„Die Grundnorm der Unverletzlichkeit der Menschenwürde wäre dann eine Art Kurzfassung für die Unverletzlichkeit der Menschenrecht in toto."*[10]

---

6   Nida-Rümelin: Warum Menschenwürde auf Freiheit beruht S.135
7   Dürig: Der Grundgesetzsatz von der Menschenwürde. Entwurf eines praktischen Wertesystems der Grundrechte aus Art. 1. Abs.I in Verbindung mit Art. 19 Abs.II des Grundgesetzes S. 127
8   Kant: Grundlegung zur Metaphysik der Sitten S. 429, 10-12
9   Beispiel hierfür ist etwa Höffe: Menschenwürde als ethisches Prinzip S. 127 ff.
10 Nida-Rümelin: Warum Menschenwürde auf Freiheit beruht S.135:

Damit wurzelt die juristische Basis der Menschenrechte klar in moralphilosophischen Überlegungen.

Eine solche etwas schwer greifbare Konzeption der Menschenwürde als Quelle aller Rechte hat allerdings zumindest auf philosophischer Ebene zwei Nachteile: Zum einen wird Gerade in der neueren moral- und rechtsphilosophischen Diskussion mehr und mehr bezweifelt, dass sich ein einzelnes Grundprinzip der Ethik, auf dem alle Rechte des Menschen basieren, überhaupt sinnvoll formulieren lässt. So ließe sich argumentieren, dass sich das Recht auf körperliche Unversehrtheit zwar meist mit dem der Würde überschneidet, die beiden aber nicht voneinander abhängig sind und man sich durchaus Situationen vorstellen kann, in denen sie nicht miteinander einhergehen.[11]

Zum anderen haben allumfassende Konzepte generell den Nachteil, dass sie auf analytischer Ebene kaum zu gebrauchen sind. Wenn man von einem Menschenwürdekonzept ausgeht, das die Basis aller Moral sein soll, so muss dieses *"alle Aspekte normativer Beurteilung [beinhalten]. Ein solcher Begriff wäre in weiten Grenzen interpretierbar und dehnbar, und er würde seine Begründungskraft und Wirksamkeit weitgehend einbüßen"*[12]. Wenn man jede Form (gravierender) Rechtsverletzung als einen Angriff auf die Menschenwürde ansieht, so macht man mit der Aussage "X verletzt die Würde des Betroffenen" keine inhaltsvolle Aussage mehr darüber, was an dem Verhalten X nun genau verwerflich ist. Schließlich verletzt in dieser Konzeption jede Form von (gravierendem) Unrecht die Würde des Betroffenen. Eine Verwendung des Prinzips der Würde auf einzelne moralische Probleme ist damit nur noch in Form einer leeren Formelanwendung möglich. Der moralische Unterschied zwischen einer Vergewaltigung und dem Besuch bei einer Prostituierten lässt sich nun einmal nicht hinreichend klären, indem man lediglich die "Selbstzweckformel" auf beide Fälle anwendet.

Das Recht auf Würde ist damit zwar noch als Quelle und Überbegriff der Moral zu verwenden. Sie kann etwa als Grund dafür angeführt werden, warum man anderen Menschen Respekt und damit auch eine anständige Behandlung schuldet. Sie ist aber kein inhaltsvoller Parameter bei der Bearbeitung von spezifischen moralischen Problemen mehr. Schlimmstenfalls wird sie, wenn man dennoch versucht, sie auf spezifische Probleme der Moral anzuwenden, zu einer leeren Formel, die stumpf angewendet wird, ohne in irgendeiner Form Auskunft darüber zu erlangen, warum etwas verwerflich ist.

---

11 Beispiel hierzu: „*Die kultische Tötung einer Person als eines hoch verehrten, den Göttern besonders nahe stehenden Wesens*"
Nida-Rümelin: Warum Menschenwürde auf Freiheit beruht S. 137,138
12 Nida-Rümelin: Warum Menschenwürde auf Freiheit beruht S. 154

Um sinnvoll als analytisches Werkzeug angewandt werden zu können, muss ein Konzept wie die Menschenwürde inhaltlich und in seinem Geltungsbereich begrenzt werden.[13] Eine solch scharfe und gehaltvolle inhaltliche Definition ist aber nicht möglich, wenn die Menschenwürde gleichzeitig als Quelle aller Menschenrechte dienen und zusätzlich ein Charakteristikum und Recht allen menschlichen Lebens darstellen soll: Eine scharfe Definition muss notwendigerweise auch eine Verengung des Begriffs mit sich bringen.

1.1.2 Menschenwürde als analytisches Werkzeug: Selbstachtung/Schutz vor Demütigung

Dementsprechend unterscheidet sich das Konzept der Menschenwürde als analytisches Werkzeug recht deutlich von dem, was gerade im deutschen Verfassungsrecht unter dem Begriff verstanden wird. Statt als allumfassende und allen Menschen gemeinsame Grundlage der menschlichen Rechte wird die Menschenwürde als spezifisches, schützenswertes Anrecht des einzelnen Menschen verstanden. Menschenwürde in diesem Verständnis ist „lediglich" ein zentrales Menschenrecht unter anderen. Eine häufig auftretende Verwirrung entsteht dadurch, dass versucht wird, analytische Menschenwürdekonzeptionen im Sinne einer Quelle der Menschenrechte zu verwenden. Das ist weder möglich noch sinnvoll. Die beiden Typen von Menschenwürdekonzeptionen müssen getrennt von einander betrachtet werden.

Es ist kaum möglich, eine allgemeingültige, abschließende Definition eines so umstrittenen Begriffes wie dem der Menschenwürde anzugeben. In der philosophischen Diskussion der letzten Jahre wurde allerdings mehr und mehr der Zusammenhang zwischen Menschenwürde und Selbstachtung betont, und die Verletzung der Würde zum Teil sogar *„direkt als eine Verletzung der Selbstachtung definiert."*[14]

Eine enge Verbindung zwischen Selbstachtung des Menschen und seiner Würde ist auch durchaus nachvollziehbar. Sie entspricht dem üblichen Gebrauch

---

13   siehe hierzu Nicht, Wildfeuer: Person - Menschenwürde - Menschenrechte im Disput S. 23 *„Denn Begriffe bedürfen, um orientierend und sinnvoll verwendbar zu sein, einer ihren Anwendungs- und Geltungsbereich einschränkenden Grenzziehung (definitio). Diese resultiert einerseits aus der klaren Bestimmung des Gehaltes oder der Bedeutung eines Begriffs (semantischer Aspekt, Problem der Intension bzw. der Bestimmung des Begriffsinhalts) und - bei moralisch relevanten Begriffen - zusätzlich der Geltungsbegründung des darin formulierten Anspruchs (normativer Aspekt), andererseits aus der eindeutigen Festlegung dessen, auf was oder wen der Begriff anwendbar ist."*
14   Kurt Seelmann: Rechtsphilosophie S. 223

des Begriffes der Würde: Wenn von einer Entwürdigung (Verletzung der Würde) die Rede ist, meint man im Allgemeinen eine Form der Demütigung. Nun sind „*Demütigung und Selbstachtung [...] begrifflichen eng miteinander verbunden. Einen Menschen zu demütigen heißt, ihm seine Selbstachtung zu nehmen.*"[15]
Das Ganze lässt sich recht gut an einem Beispiel veranschaulichen: Was etwa die Folter zu einem Paradigma der Entwürdigung macht, „*ist nicht (allein) die Tatsache, dass dem jeweiligen Opfer unerträgliche Schmerzen zugefügt werden, sondern dass es in unerträglicher Weise erniedrigt wird. Es ist gerade die mit jeder Folter verbundene (und beabsichtigte) Erniedrigung des Gefolterten, die die Folter - im Unterschied zu anderen Erfahrungen großen Schmerzes - zu einer Verletzung der Menschenwürde macht.*"[16]
Nun stellt sich die Frage, ob die Demütigung in diesem Zusammenhang als objektives oder lediglich subjektiv erfahrenes Phänomen betrachtete werden muss: Obwohl an dieser Stelle keine absolute Übereinstimmung in der philosophischen Diskussion herrscht[17], scheint es doch nachvollziehbar, von der Demütigung als objektivem Sachverhalt auszugehen. Menschen können sich subjektiv aufgrund einer Vielzahl von Gründen gedemütigt fühlen, die objektiv von außen absolut nicht nachvollziehbar sind. Es erscheint absurd, davon auszugehen, dass eine übermäßig empfindliche Person bereits in ihrer Menschenwürde verletzt wurde, wenn sie zu einem gesellschaftlichen Empfang nicht eingeladen wird, während eine Person mit ausreichend gefestigten Charakter sogar gefoltert werden könnte, ohne dass es einen Verstoß gegen die Menschenwürde darstellt.[18] Das Gefühl, gedemütigt geworden zu sein, kann also begründet oder unbegründet sein. „*Berechtigt oder begründet ist das Gefühl, gedemütigt worden zu sein, wenn ich tatsächlich gedemütigt worden bin. Ob ich tatsächlich gedemütigt worden bin, entscheidet sich nicht allein, ob ich eine Gefühl der Demütigung entwickle.*"[19] Nur eine objektiv vorhandene Demütigung kann als Verletzung der Menschenwürde gelten.

---

15 Nida-Rümelin: Warum Menschenwürde auf Freiheit beruht S. 135
16 Schaber: Menschenwürde und Selbstachtung: Ein Vorschlag zum Verständnis der Menschenwürde S.10
17 Beispiel für ein Verständnis von Würdeverletzung als etwas subjektives etwa bei Schaber: Menschenwürde und Selbstachtung: Ein Vorschlag zum Verständnis der Menschenwürde S.12
    Beispiel für ein Verständnis von Würdeverletzung als etwas objektives etwa bei Nida-Rümelin: Warum Menschenwürde auf Freiheit beruht S. 135
18 Letztere Position wird vertreten in Schaber: Menschenwürde und Selbstachtung: Ein Vorschlag zum Verständnis der Menschenwürde S.12
19 Nida-Rümelin: Warum Menschenwürde auf Freiheit beruht S. 132

Was bleibt ist die Frage, was genau mit Demütigung gemeint ist. Zweifellos gibt es eine Verbindung zwischen den persönlichen Rechten einer Person und eventuellen Demütigungen. *„Ein Mensch, der glaubt, einen guten Grund zu haben, sich gedemütigt zu fühlen, wird auf die Frage, warum er sich gedemütigt fühle, mit den Verweis auf die Verletzung eines seiner individuellen Rechte antworten."*[20]

Damit erscheint das Phänomen der Demütigung aber noch nicht erschöpfend beschrieben:

Es gibt Handlungen und Reglements, die darauf ausgelegt sind, das Opfer in seinen eigenen Augen und denen der Anderen herabzusetzen. Dies kann entweder durch direkte, auf die einzelne Person gerichtete Aktionen geschehen oder durch generelle Reglements, welche bestimmte Gruppen explizit oder implizit zu Menschen zweiter Klasse degradieren. Ein Beispiel für ersteres wäre der Pranger, welcher den Verurteilten öffentlich bloßstellen und ihn demütigen soll. Die Demütigung ist an dieser Stelle nicht akzidentieller Nebeneffekt, sondern explizit das Ziel, bzw. eines der Ziele des „an den Pranger Stellens". Ähnliches gilt für die Folter. Das Standardbeispiel für Zweiteres sind rassenpolitische Gesetzgebungen, welche die Mitglieder als minderwertig betrachteter Volksgruppen gegenüber ihren Mitbürgern benachteiligen. Hier ist meist weniger die direkte, zielgerichtete Demütigung des Einzelnen das Problem, sondern eher die Abwertung, welche der Regelung zugrunde liegt. Es ist nicht demütigend, auf bestimmten Plätzen im Bus nicht sitzen zu dürfen oder sie räumen zu müssen, wenn ein dazu Berechtigter dies fordert. Solche Regelungen sind etwa bei Behindertenplätzen nach wie vor üblich und auch völlig unproblematisch. Es macht aber einen gewaltigen Unterschied, ob sie durch die Gebrechlichkeit des Gegenübers begründet sind, oder durch den „höheren Wert" seiner Rasse.

Eine solche absichtliche Herabsetzung des Menschen, sei sie persönlich oder als Mitglied einer gewissen Gruppe, scheint das zu sein, was im engeren Sinne als Demütigung zu bezeichnen ist. Natürlich wäre es auch möglich, jede Verletzung der Rechte eines Menschen als Geringschätzung seiner Person zu interpretieren und damit als Form von Demütigung zu verstehen. Ein so verstandenes Konzept der Menschenwürde als Selbstachtung würde in Richtung der bereits erwähnten *Objektformel* gehen, wie sie vom Bundesverfassungsgericht angewendet wird. Damit wäre das Konzept der Menschenwürde als „Recht nicht gedemütigt zu werden" aber wieder unnötig breit angelegt und würde viel von ihrer analytischen Aussagekraft verlieren.

Schlussendlich muss noch erwähnt werden, dass das Konzept der Menschenwürde als Selbstachtung durchaus auch Probleme mit sich bringt:

---

20 Nida-Rümelin: Warum Menschenwürde auf Freiheit beruht S. 140

Unter Umständen ließe sich gegen eine Definition der Menschenwürde durch die Selbstachtung beanstanden, dass nicht jeder objektiv feststellbare Verlust von Selbstachtung notwendigerweise durch eine objektiv vorhandene Demütigung hervorgerufen ist. Dies hängt aber nicht zuletzt damit zusammen, dass der Zustand der Selbstachtung im Gegensatz zur Demütigung immer zum Teil subjektiv ist. Die Selbstachtung kann (objektiv feststellbarer Weise) von lediglich subjektiv empfundenen Demütigungen, Depressionen oder Enttäuschungen ebenso sehr verletzt werden wie von objektiv nachvollziehbaren Demütigungen. Das Problem liegt darin, dass die Verletzung der Selbstachtung völlig real sein kann, unabhängig davon, ob der Grund dafür der Einbildung entspringt oder nicht.

Es ist ein in erster Linie begriffliches Problem, dessen Behandlung aber zu weit vom Thema wegführen würde. Es muss an dieser Stelle genügen festzustellen, dass im Folgenden der Schutz der Selbstachtung ausschließlich im Sinne eines Schutzes vor objektiv vorhandenen Demütigungen verstanden werden soll.

1.1.3 Trennung von Würde und Autonomie

Ein weiterer Begriff, der häufig im Zusammenhang mit der Menschenwürde auftaucht, ist die Autonomie. Die Verbindung von Autonomie und Menschenwürde geht unter anderem auf Kant zurück. Die Würde des Menschen ergibt sich nach Kant aus der Befähigung des Menschen, sich selbst Gesetze zu geben und danach zu handeln.[21] Diese Befähigung bezeichnet Kant als Autonomie. Die Autonomie ist für Kant fundamental für die Selbstzweckhaftigkeit des Menschen[22] und damit eines der Grundsteine seines gesamten weiteren Theoriegebäudes. Unter anderem ist auch die Pflicht, den Menschen nicht zu instrumentalisieren[23], in eben dieser Selbstzweckhaftigkeit begründet.

Dieser Autonomiebegriff ist stark mit modernen Menschenwürdekonzeptionen verwoben, welche die Würde als Basis der Moral und Quelle aller menschlichen Rechte, aber eben nicht als analytisches Werkzeug betrachten. Diese auf Kant zurückverweisende Verwendung des Begriffes hat sicher ihre Berechti-

---

21 Seelmann: Menschenwürde und die zweite und dritte Formel des kategorischen Imperativs. Kantischer Befund und aktuelle Funktion. S.71; . Kant: Grundlegung zur Metaphysik der Sitten S. 436
22 Seelmann: Menschenwürde und die zweite und dritte Formel des kategorischen Imperativs. Kantischer Befund und aktuelle Funktion S.71
23 kategorischer Imperativ vgl. Kant: Grundlegung zur Metaphysik der Sitten S. 429, 10-12: *„Handle so, dass du die Menschheit sowohl in deiner Person, als in der Person eines jeden anderen jederzeit zugleich als Zweck, niemals bloß als Mittel brauchst."*

gung. Sie bringt an dieser Stelle aber ein Problem mit sich: Der Autonomiebegriff, wie er sich im Anschluss an Kant im Zusammenhang mit der Menschenwürde eingebürgert hat, ist weniger ein nach außen zu verteidigendes Recht, als eine gegen die eigenen Triebe gerichtete Fähigkeit, die zu entwickeln der Mensch zumindest grundsätzlich in der Lage ist. Sie ist kein nach außen zu verteidigendes Recht, sondern eine nach innen gerichtete Tugendpflicht[24].

Natürlich ist es möglich, die Tradition hier zu ignorieren und einfach mit einer weniger historisch aufgeladenen Autonomiekonzeption zu arbeiten: Autonomie im Sinne von Selbstbestimmung, als Handlungsfreiheit und Möglichkeit, ein von seinen eigenen Zielen und Vorstellungen bestimmtes Leben zu führen, ist nämlich ebenfalls zweifellos ein zentrales und schützenswertes Interesse des Menschen.

Nun ließen sich lange Diskussionen führen, ob und warum die Autonomie auch in dieser Form als Teil der Menschenwürde angesehen werden muss oder nicht. Ich aber möchte den Begriff getrennt von ihr behandeln. Dies hat eine Reihe von Gründen: Zum einen macht es kaum einen Unterschied, ob die Autonomie als Teil der Menschenwürde angesehen wird oder als gleichberechtigtes Recht neben ihr steht. So oder so darf sie nicht ignoriert werden. Vor allem aber würde es nur zu Verwirrung führen, einen im Zusammenhang mit der Menschenwürde so traditionsreichen Begriff wie den der Autonomie zu verwenden, ihm aber eine stark veränderte Bedeutung zu verpassen. Es ist nicht sinnvoll, ein philosophisches Konzept einfach unter Ausblendung seiner Geschichte radikal in seiner Bedeutung zu verändern. *„Begriffe haben ihre historische Schwerkraft"*[25], es führt nur zu Missverständnissen, sie einfach mit neuem Inhalt füllen zu wollen. Insofern soll die Autonomie separat im 2. Kapitel behandelt werden.

1.1.4 Christlich geprägte Konzepte

Abschließend möchte ich noch christlich geprägte Konzepte der Menschenwürde ansprechen, welche gerade in der Debatte um Eluana eine nicht zu vernachlässigende Rolle gespielt haben. Dabei werde ich mich in erster Linie auf die Schriften von Robert Spaemann beziehen.

Der zentrale Unterschied zu anderen, nichtchristlichen Würdekonzepten ist offensichtlicher Weise bei Spaemann der Bezug zu Gott. Nach ihm ist die Sicht

---

24 Vossenkuhl: Paternalismus, Autonomie und Rechtspflichten gegen sich selbst S.281
25 Eine Feststellung aus einem anderem Zusammenhang (politische Theologie), die aber auch hier ihre Berechtigung hat. Siehe dazu Maier: Gesammelte Schriften, Bd. II: Politische Religionen S. 104

des Menschen als „*unbedingt zu achtender Selbstzweck*"[26] nur mit Bezug auf Gott sinnvoll zu erklären. Als Quelle aller Menschenrechte muss eine Menschenwürdekonzeption erklären, warum sie unbedingt und immer als gültig anzusehen ist. Diese unbedingte Gültigkeit begründet er ähnlich Kant mit der Selbstzweckhaftigkeit des Menschen. Allerdings kann diese Wertung, um die Allgemeingültigkeit zu haben, welche wir ihr zusprechen, nicht lediglich eine menschliche Wertung sein: „*Alle Versuche, den Selbstzweckcharakter des Menschen so zu verstehen, dass der Mensch für den Menschen das höchste irdische Wesen ist, dass er für sich selbst höchster Zweck ist, kommen an den spezifischen Begriff der Menschenwürde nicht heran.*"[27] Damit wäre der Wert der Menschwürde nur relativ zum wertenden Subjekt, was nach Spaemann nicht unserer Vorstellung der Würde entspricht. Dieses Dilemma lässt sich ihm zufolge nur mit Verweis auf Gott lösen. „*Der Begriff 'Würde' meint etwas Sakrales*"[28].

Ich möchte an dieser Stelle keine detaillierte Diskussion beginnen, ob und warum sich Menschenwürde, Menschenrechte oder Moral an sich wirklich nur mit Bezug auf einen Gott christlicher Färbung begründen lassen. Diese Frage soll hier nur kurz angerissen werden. Grundsätzlich lässt sich aber feststellen, dass die Vorstellung zumindest auf den ersten Blick kontraintuitiv ist:

Zum einen betrachten wir normalerweise Dinge, die moralisch unzulässig sind, als grundsätzlich verschieden von solchen, die sich lediglich nicht mit einem spezifischen Glauben vereinbaren lassen. "Fehlende" Religiosität stellt in unseren Augen einen guten Grund da, warum eine Person religiöse Regeln, wie etwa das Verbot von außerehelichem Sex, nicht akzeptiert. Das gleiche gilt aber definitiv nicht für Mord, Körperverletzung oder sonstige Misshandlungen Dritter. Wenn ein Mörder sein Tun damit zu rechtfertigen versuchte, das nicht dem christlichen Glauben anhinge, könnten wir nicht ganz nachvollziehen, was das eine mit dem anderen zu tun hat. Im Falle einer klaren Verletzung der Würde einer Person verhält es sich ähnlich: Massive Demütigungen lassen sich in unseren Augen nicht damit rechtfertigen, das der Verantwortliche keinem religiösen Glauben anhängt.

Zum anderen mag es stimmen, dass es schwierig ist, „Letztbegründungen" für moralische Prinzipien zu liefern, ohne dabei auf religiöse Glaubenssätze oder metaphysische Grundannahmen zurückzugreifen, die selbst wiederum nur schwer zu begründen sind. Dies ist aber nicht notwendigerweise ein Grund, die Existenz eines Gottes im christlichen Sinne zu akzeptieren. Man könnte argumentieren, dass eine Ethik unter Umständen auch ohne solche "Letztbegründun-

---

26 Spaemann: Über den Begriff der Menschenwürde S. 300
27 Spaemann: Über den Begriff der Menschenwürde S. 301
28 Spaemann: Über den Begriff der Menschenwürde S. 302

gen" auskommt. Schließlich ist es nicht ganz nachvollziehbar, warum der Glaube an die (nicht belegbare) Existenz und den Willen eines unsichtbaren Gottes eine festere Basis für die Moral darstellen soll, als normative Grundannahmen darüber, wie man seine Mitmenschen zu behandeln hat.

Letztendlich bringt die Verwendung von religiösen Dogmen als normative Grundlage für die Gesetzgebung in einem Rechtsstaat ganz eigene Probleme mit sich: Nicht zuletzt besteht das Problem, dass strafrechtliche Sanktionen im Normalfall einen moralischen Tadel implizieren. Wenn aber die moralische Basis des Gesetzes die Dogmen einer spezifischen Religion ist, so fehlt dem Gesetz "Ungläubigen" gegenüber praktisch jegliche moralische Rechtfertigung. Nun wird sich ein Verfechter dieses Konzepts wahrscheinlich gegen den Begriff des Dogmas wehren. Aber die Idee eines einzelnen, allmächtigen Gottes wie er bei Spaemann zur Anwendung kommt, ist nicht paradigmatisch für Religion an sich, sondern stammt aus den Vorstellungen sehr spezifischer Religionen.

Eine religiös begründete Würdekonzeption ist im Zusammenhang mit der Moral staatlichen Handelns also als nicht ganz unproblematisch anzusehen. Das zweite hier behandelnde Problem bezieht sich jedoch weniger auf die Begründung der Würde, als auf ihre Anwendbarkeit. Es stellt sich die Frage, inwiefern Spaemanns Würdekonzeption geeignet ist, auf das Thema der dauerhaften künstlichen Lebenserhaltung angewendet zu werden.

Grundsätzlich ist die Menschenwürde für Spaemann nicht im Sinne eines Rechts zu verstehen. *„Der Begriff der Menschenwürde ist - ähnlich wie der der Freiheit - selbst ein transzendentaler Begriff. Er bezeichnet nicht primär ein spezifisches Menschenrecht, sondern er enthält eine Begründung für so etwas wie Menschenrechte überhaupt."*[29] Die Probleme einer solchen Würdekonzeption, die darauf ausgelegt ist, die Existenz von Menschenrechten insgesamt zu rechtfertigen, habe ich bereits im ersten Teil des Kapitels behandelt. Solche Würdekonzepte sind notwendigerweise viel zu wage, um sie auf einzelne Fälle anwenden zu können. Sie sind schlicht nicht darauf ausgelegt, als präzises Werkzeug dienen zu können.

Dies gilt besonders in diesem Fall, da die Würde im Sinne Spaemanns auch nicht die äußere Form eines Rechts hat, welches vor der Einwirkung Dritter geschützt werden kann. Die Würde hat mehr die Form einer Tugend oder tugendhaften Praxis: *„Die Würde des Menschen ist in dem Sinne unantastbar, dass sie von außen nicht geraubt werden kann. Man kann nur selbst die eigene Würde verlieren. Von anderen kann sie nur insofern verletzt werden, als sie nicht respektiert wird. Wer sie nicht respektiert, nimmt nicht dem anderen seine Würde,*

---

29 Spaemann: Über den Begriff der Menschenwürde S. 296

sondern er verliert die eigene."³⁰ Worin besagte Tugend aber nun genau besteht, ist nicht ganz deutlich. Spaemann beschreibt sie mit Begriffen wie „*in sich selbst Ruhen*"³¹, „*Seinsmächtigkeit*"³² und „*Distanz [...] zu sich selbst als natürliches Wesen*"³³, also als Distanz zu seinen Trieben und Interessen. „*Je befangener jemand ist in seiner natürlichen Subjektivität, je ausgelieferter an seine Triebe oder je fixierter auf seine Interessen, je distanzloser zu sich selbst, umso weniger Würde besitzt er.*"³⁴

Es soll hier nicht thematisiert werden, ob ein solcher Würdebegriff wirklich geeignet ist, als Basis für die Existenz von Menschenrechten herzuhalten. Interessanter ist an dieser Stelle, ob "Würde" in diesem Sinne geeignet ist, unsere drei Fälle zu beleuchten. Ich tendiere eher zu einem "Nein". Hat man schon grundsätzlich Probleme, breite und schwammige Prinzipien, die eigentlich Moral als Gesamtheit erklären sollen, zu Handlungsmaximen für Einzelfälle zu reduzieren, so gilt dies doppelt, wenn diese Prinzipien die Form einer doch sehr unklaren Tugend haben. Tugenden sind nun einmal im Gegensatz zu Rechten eher geeignet, ein „gutes" oder „moralisches" Individuum zu charakterisieren, als dazu, dem Staat Handlungsempfehlungen in Bezug auf moralische Problemsituationen zu geben.

Wenn man ein solches Konzept von Würde unter den Schutz des Staates stellen wollte, so müsste sich dies in aller erster Linie als Schutz einer Tugend vor ihrem Träger äußern. Die Hauptfunktion eines solchen "Rechts" auf Würde wäre die Einschränkung der Freiheit des Betroffenen selbst.³⁵ Die Würde einer Person kann nach Spaemann schließlich nur durch Handlungen und Einstellungen des Trägers der Würde selbst verletzt werden. Darüber hinaus gehende Ableitungen ließen sich nur durch Kunstgriffe, wie etwa durch den Umweg über die Würdedarstellung³⁶, bewerkstelligen.

Nichtsdestoweniger wird dieses Konzept von Menschenwürde insbesondere von Seiten katholischer Theologen herangezogen und hatte, gerade im Zusammenhang mit der Diskussion um Eluana, in der öffentlichen Debatte großen Einfluss. Die Argumentation läuft meist darauf hinaus, dass jedes menschliche Wesen einschließlich Föten und Wachkomapatienten ein Recht auf Würde dieser

---

30 Spaemann: Über den Begriff der Menschenwürde S. 299
31 Spaemann: Über den Begriff der Menschenwürde S. 299
32 Spaemann: Über den Begriff der Menschenwürde S. 300
33 Spaemann: Über den Begriff der Menschenwürde S. 300
34 Spaemann: Über den Begriff der Menschenwürde S. 304
35 Spaemann selbst scheint bereit, dies in Kauf zu nehmen. So vertritt er auch den Standpunkt, dass Peepshows verboten werden müssten, um die Würde der Darsteller und Zuschauer zu schützen. Sieh dazu Spaemann: Über den Begriff der Menschenwürde S. 309
36 Spaemann: Über den Begriff der Menschenwürde S. 299

Art habe, und Abtreibungen oder die Beendigung von lebenserhaltenden Maßnahmen dieses Recht verletzten würde.

Eine solche Argumentation erscheint mir unter anderen aus den aufgezeigten Gründen wenig schlüssig. Nicht zuletzt ist nicht ganz nachvollziehbar, inwieweit eine Beendigung der Lebenserhaltenden Maßnahmen eine Wachkomapatientin wie Eluana in ihrer Würde oder auch nur ihrer „*Möglichkeit zur Würdedarstellung*" [37] verletzen könnte. Das eine kann in Spaemanns Konzept ohnehin nicht von außen verletzt werden, und zu Selbstdarstellung in irgendeiner Form war Eluana nicht mehr fähig.

Insofern macht es nicht viel Sinn, die Argumentation philosophisch nachzuvollziehen, und logische Probleme aufzeigen zu wollen. Es lässt sich in erster Linie feststellen, dass diese Form der Argumentation gerade von katholischer Seite gegen die Beendigung von künstlicher Lebenserhaltung vorgebracht wurde und in Italien einen nicht zu vernachlässigenden Einfluss hatte. Es ist wohl sinnvoll, Würdekonzeptionen dieser Art weniger als ethisches Argument zu behandeln, sondern vielmehr als gesellschaftliches Phänomen. Aus soziologischer Sicht sind christlich gefärbte Konzepte dieser Art damit zweifellos interessant, für die Fragestellung dieser Arbeit sind sie wenig hilfreich.

---

37 Spaemann: Über den Begriff der Menschenwürde S. 299

1.2 Menschenwürde - Anwendung auf das Problem der künstlichen Lebenserhaltung

Im zweiten Teil dieses Kapitels sollen die oben dargelegten Konzepte der Menschenwürde auf die Problematik der dauerhaften Aufrechterhaltung von künstlicher Lebenserhaltung angewendet werden.

1.2.1 Der Gelähmte

Wenn man fragt, ob und inwieweit eine Beendigung künstlicher Lebenserhaltungsmaßnahmen das Recht auf Menschenwürde eines schwer Gelähmten tangiert, so spielt der Wille des Patienten eine nicht zu vernachlässigende Rolle. Sobald der Patient selbst eine Beendigung der künstlichen Lebenserhaltung wünscht, erscheint es sehr problematisch, ihm diesen Wunsch zu verwehren, und das mit dem Schutz seiner Würde zu begründen. Es kann normalerweise nicht der Zweck der persönlichen Rechte einer Person sein, deren eigene Entscheidungsfreiheit einzuschränken. Auf dieses Problem soll aber unter 3.1 noch genauer eingegangen werden.

Es ist an dieser Stelle allerdings entscheidend, dass der Wille des Patienten auch wirklich der ausschlaggebende Faktor ist. Es macht keinen großen Unterschied, ob der einzelne sterben wollte, wenn die Maschinen (etwa auf Grund von rassistischen Gesetzgebungen) unabhängig von seinem Willen in jedem Fall abgeschaltet werden. Dies ist aber nur in solch extremen Fällen relevant. Es macht nämlich umgekehrt auch keinen Sinn, dem Staat, wenn er sich nach den Wünschen des Patienten richtet, ohne guten Grund zusätzliche Motive zu unterstellen. Natürlich können Organentnahme (wenn der Patient Spender ist) und Kostenreduzierung gewünschte Nebeneffekte einer beendeten künstlichen Lebenserhaltung sein. Solange aber der ausschlaggebende Faktor für die Beendigung der Wunsch des Patienten ist, kann nicht von einer Demütigung gesprochen werden, und das Recht des Patienten auf Würde ist nicht verletzt. Die Frage nach einer Verletzung der Menschenwürde stellt sich also nur in Fällen, in denen der Staat gegen den (oder unabhängig von dem) Willen des Betroffenen handelt.

Neben dem Willen des Betroffenen kommt auch der Frage nach dem Motiv des Staates eine auch recht hohe Bedeutung für die Beurteilung einer möglichen Würdeverletzung zu. Gründe für eine (vom Betroffenen nicht erwünschte) Beendigung künstlicher Lebenserhaltung reichen von der *„Vermeidung von Leid"* bis zur *„Vernichtung lebensunwerten Lebens"* im nationalsozialistischen Sinne.

Das Vorliegen einer Würdeverletzung ist im zweiten Fall (so jedenfalls der in dieser Arbeit vertretene Standpunkt) sehr viel deutlicher als im ersten.

Dies ist erst einmal befremdlich, da es der "Gesinnung" des Staates ein übermäßiges Gewicht einzuräumen scheint. Man darf jedoch nicht vergessen, dass der Grad der Würdeverletzung nicht mit dem Grad an Verwerflichkeit identisch ist. Der Wille des Patienten ist für andere Parameter, insbesondere für die Autonomie von zentraler Bedeutung. Die oben stehende Aussage bezieht sich rein auf die Verletzung der Würde.

Das Motiv des Staates für die Handlung ist deshalb so wichtig, weil die Handlung an sich - die Beendigung der lebenserhaltenden Maßnahme (egal ob in Form eines Nichtwiederauffüllens der Nahrungsbeutel oder einer Abschaltung der Beatmungsmaschine) - nicht demütigend ist. Es ist keine Handlung, welche in sich darauf abzielt, den Menschen zu demütigen, wie es etwa der Pranger täte. Die Beendigung lebenserhaltender Maßnahmen ist als Handlung (oder als Regel) nur dann demütigend, wenn die Basis für diese Handlung oder Regel ein abschätziges Werturteil über die Person darstellt und die Handlung damit zum Ausdruck dieses "Unwerturteils" wird.

Es macht, um das bereits genannte Beispiel wieder aufzunehmen, einen Unterschied, ob bestimmte Sitzplätze im Bus für gebrechliche Menschen reserviert sind oder für „höherwertige" Weiße. Ersteres berührt die Würde der Person, die Platz machen muss in keiner Weise, Zweiteres ist für den Betroffenen zweifellos demütigend.

Analog macht es zumindest für die Würde des Betroffenen einen gravierenden Unterschied, ob wir ihn sterben lassen, weil wir davon ausgehen, dass es in seinem Interesse ist, nicht mehr leiden zu müssen, oder ob wir es aus rassenhygienischen Gründen tun. Dies ist zunächst unabhängig von der Frage nach seinem diesbezüglichen Willen. Auch wenn ein Sterbenlassen gegen den expliziten Wunsch des Patienten aus anderen Gründen (etwa weil es gegen die autonome Entscheidung des Patienten und damit auch gegen sein Recht auf Leben verstößt) in beiden Fällen ein fundamentales Unrecht darstellt, ist es nur im Fall der Rassenhygiene eine Demütigung und damit eine Verletzung seiner Würde im Sinne von Selbstachtung.

Eine Würdeverletzung liegt also im Falle einer Beendigung der lebenserhaltenden Maßnahmen gegen den Willen des Patienten auch nur in bestimmten Fällen vor. Solange der Grund für die Beendigung nicht explizit demütigend ist, mögen andere Rechte des Patienten verletzt werden, seine Würde wird dabei aber nicht tangiert. Demütigend wären wiederum alle Gründe, welche ein Minderwertigkeitsurteil in Bezug auf das Leben des Patienten beinhalten. Das offensichtlichste Beispiel hierfür ist die genannte staatlich verordnete Beendigung lebenserhaltender Maßnahmen zwecks „Vernichtung lebensunwerten Lebens".

Analog ließe sich sicher auch in weniger extremen Beispielen argumentieren, wie etwa im Fall eines Sterbenlassens zum Zweck der Organentnahme oder aus Gründen der Kostenersparnis. Auch hier könnte man unter Umständen von einer Demütigung sprechen. Dies ließe sich dadurch begründen, dass hier dem Leben des Patienten und seinem Willen offensichtlich ein geringerer Wert beigemessen wird als dem Leben des Organempfängers oder den zu erwartenden Kostenersparnissen. Dieser Fall ist aber schon weniger eindeutig, und andere Begründungen für die Verwerflichkeit eines solches Handelns, wie etwa der Verstoß gegen die Autonomie des Patienten oder sein Recht auf Leben, greifen hier weit besser.

Bis jetzt habe ich nur den Fall betrachtet, in dem die Behandlung des Patienten gegen seinen Willen abgebrochen wird. Abschließend stellt sich noch die Frage, ob eine Weiterführung der künstlichen Lebenserhaltung die Würde ebenfalls verletzen kann: Ist die Würde der Person verletzt, wenn ein Sterbewilliger gegen seinen Willen weiter am Leben erhalten wird, weil die Ärzte den erstaunlichen und interessanten Verlauf seiner sehr seltenen Krankheit gerne studieren wollen? Der Gedanke ist zumindest nicht abwegig.[38]

Generell sind Fälle denkbar, in denen eine künstlichen Lebenserhaltung die Würde des Patienten klar verletzt. Sie wirken aber sehr konstruiert Ein Staat, in dem die Entscheidung, ob und wann man das Leben beendigen möchte, der herrschenden „Herrenrasse" vorbehalten ist, verletzt klar die Würde des Patienten, wenn er ihn gegen seinen Willen am Leben erhält. Die Weigerung, die Lebenserhaltung einzustellen, ist Ausdruck der Geringschätzung dem Patienten gegenüber.

Wenige reale Fälle in der westlichen Welt sind so klare Verletzungen der Menschenwürde. Normalerweise ist die Beibehaltung der künstlichen Lebenserhaltung auch gegen den Willen des Betroffenen nicht Ausdruck von Verachtung oder auch nur von Geringschätzung gegenüber seinem Leid. Ein solches Handeln gegen den Willen des Patienten kann aus anderen Gründen, wie etwa dem Verstoß gegen das Recht auf Autonomie, nach wie vor höchst problematisch sein.[39] Die Würde des Patienten wird damit aber nicht tangiert.

An dieser Stelle sei noch angemerkt, dass schlechte bzw. vernachlässigende Pflege im Falle einer Weiterführung der künstlichen Lebenserhaltung sehr wohl berechtigter Weise als demütigend empfunden werden kann. Aber dies ist weniger ein Problem der künstlichen Lebenserhaltung an sich, als ein Problem der

---

38 Wenn man etwa Dürigs Objektformel (Sieh S.7) anwendet, wäre die Antwort definitiv „ja".
39 Darauf werde ich im 2. Kapitel näher eingehen.

sonstigen Behandlung. Aus diesem Grund werde ich diesen Aspekt sowohl hier als auch in der weiteren Arbeit vernachlässigen.

Letztendlich ließe sich noch anführen, dass man es unter Umständen begründeter Maßen als demütigend empfinden könnte, im Rahmen von paternalistischen Interventionen „infantilisiert" zu werden. Eine paternalistische Intervention basiert, so ließe sich argumentieren, zwar nicht auf einer Geringschätzung der Person an sich, sehr wohl aber auf einem Absprechen ihrer Fähigkeit zu selbst bestimmtem Handeln. Das Letzteres in bestimmten Fällen demütigend sein kann, ist offensichtlich: Die zu Zeiten der Apartheid häufig vertretene Position, Schwarze seien wie Kinder, und bräuchten deshalb eine starke Hand, die sie anweist, ist etwa offensichtlich demütigend, selbst wenn sie ohne Urteil über den "Wert" der betroffenen Personen daherkäme. Auch diese Position möchte ich hier aber erst einmal ignorieren. Zum einen basiert nicht jede paternalistische Intervention auf grundsätzlichen Annahmen über ein grundsätzliches Fehlen der Fähigkeit zu selbst bestimmtem Handeln. Die paternalistische Position etwa, dass jemand auf Grund eines Schicksalsschlages vorübergehend nicht im Stande ist, seine Interessen richtig einzuschätzen, ist nicht mit der Vorstellung vergleichbar, dass er wie ein Kind sei und der Leitung höher entwickelter Menschen bedürfe. Zum anderen sind paternalistische Erwägungen, wie ich unter 3.1.3 argumentieren möchte, ohnehin nicht geeignet, dauerhafte staatlich Interventionen gegen eine Durchsetzung des Willens von schwerst Gelähmten in Bezug auf eine Aufrechterhaltung von künstlicher Lebenserhaltung zu legitimieren.

1.2.2 Total Locked-in

Der Fall des Locked-in-Patienten[40] hat zumindest im Bereich der Würde große Ähnlichkeiten mit dem des Gelähmten. Der Locked-in-Patient ist bei Bewusstsein und damit im gleichen Maße fähig, Demütigung zu empfinden, wie der Gelähmte. Der Hauptunterschied zwischen den beiden liegt darin, dass sich der Locked-in-Patient nicht mehr äußern kann. Damit liegen grundsätzlich keine aktuellen Informationen über den Inhalt seines Willens vor. Lediglich frühere Aussagen Bekannten gegenüber, sei es in Form von Briefen, Hörensagen oder (im Idealfall) Patientenverfügungen stehen zur Verfügung[41]. Damit kann es vor-

---

40   Ich werde im Folgenden "Locked-in" als Synonym für "total locked-in" benutzen. Diese Verwendung ist zwar medizinisch nicht ganz korrekt, aber erheblich weniger sperrig. Siehe dazu Fußnote Nr. 2.
41   Auf die Unterschiede zwischen direkten Willensäußerungen, Patientenentscheidungen und dem "bloßen Hörensagen" als Informationsquelle über den Patientenwillen gehe ich

kommen, dass wir keine oder nur unsichere Informationen über seinen Willen in Bezug auf die weitere künstliche Lebenserhaltung haben.

Relevant ist dieser Unterschied eigentlich nur in Fällen, in denen entweder überhaupt keine Informationen über den Willen des Patienten vorliegen oder man gute Gründe hat, an diesem zu zweifeln. Solange man gesicherte Informationen über den Patientenwillen hat, gilt im Fall des Locked-in-Patienten dasselbe wie für den oben beschriebenen Fall des Gelähmten. Für die Frage, ob der Staat den Patienten demütigt, ist es nämlich unerheblich, ob das Wissen um den Willen des Patienten aus einer Patientenverfügung oder aus einer direkten Willensäußerung des Betroffenen stammt. Der Staat hat in beiden Fällen die Möglichkeit, dem Willen des Patienten entweder Folge zu leisten, oder ihn zu ignorieren. Es ist nicht nachvollziehbar, inwiefern ein Locked-in-Patient hier mehr, weniger, oder in anderer Form gedemütigt werden sollte, als der Gelähmte. Ihm fehlt wenn überhaupt nur die Möglichkeit, Protest zu äußern.

An dieser Stelle relevante Unterschiede zwischen dem Gelähmten und dem Lock-in-Patienten existieren (wenn überhaupt) im Fall von fehlenden Informationen über den Willen des Patienten. Die daraus entstehenden Probleme existieren bei gelähmten Patienten, die sich aber noch in irgendeiner Form äußern können, offensichtlich nicht.

Sonderlich viele Konsequenzen hat dies in Bezug auf die Menschenwürde aber nicht: die Frage, ob die Entscheidung des Staates die Würde des Betroffenen verletzt ist (wie auch im Fall des Gelähmten) erster Linie abhängig davon, ob besagte Entscheidung Ausdruck eines herabsetzenden Werturteils ist. Das gilt unabhängig davon, ob sich diese Entscheidung in der Weiterführung oder in der Beendigung der künstlichen Lebenserhaltung äußert. Solange die Verantwortlichen das Interesse des Patienten im Sinn haben, und ihn nicht als minderwertiges Subjekt behandeln, kann nicht von einer Demütigung die Rede sein. Dies bedeutet aber wie schon erwähnt nicht, dass damit jede Handlung moralisch vertretbar ist, die den Patienten nicht demütigt. Es gibt eine Reihe von weiteren wichtigen Parametern, die unabhängig von etwaigen Würdeverletzungen für eine moralisch vertretbare Behandlung des Locked-in-Patienten entscheidend sind.

1.2.3 Eluana

Der Fall von Eluana unterscheidet sich insofern von den anderen beiden, dass es strittig ist, ob man sie wirklich noch demütigen kann. Wie bereits dargestellt

---

im zweiten Kapitel genauer ein. An dieser Stelle reicht es, solche Willensäußerungen in die Kategorien "gesichert" und "zweifelhaft, bzw. nicht existent" einzuteilen.

muss eine Demütigung im Normalfall wahrgenommen werden, um als solche gelten zu können.

Auf der anderen Seite scheint bei dem Konzept der Würde als Schutz vor "objektiver" Demütigung allein das objektiv nachvollziehbare Vorhandensein der etwaigen Demütigung eine Rolle zu spielen. Die persönliche Rezeption des Gedemütigten wird dabei offensichtlich als irrelevant angesehen. Unter diesen Vorraussetzungen ist allerdings nicht ganz klar, ob die eigentliche Selbstachtung des Betroffenen überhaupt noch eine Rolle spielt. Was würde das in Fällen wie dem der Eluana bedeuten; bei Menschen, die zu Selbstachtung schlicht nicht mehr in der Lage sind? Kann sie nach wie vor gedemütigt werden, obwohl sie davon überhaupt nichts mehr mitbekommt und mangels Bewusstsein so etwas wie Selbstachtung ohnehin nicht mehr vorhanden ist?

Zum einen ließe sich an dieser Stelle der Standpunkt vertreten, dass eine Person gewisse minimale Bedingungen erfüllen muss, um überhaupt gedemütigt werden zu können. So muss sie die Möglichkeit besitzen, etwas von der demütigenden Handlung mitzubekommen. Eine herabsetzende Bemerkung ist etwa nur dann demütigend, wenn sie mir in irgendeiner Form zu Ohren kommt, unabhängig davon, wie beleidigend, persönlich oder herabsetzend sie gewesen sein mag. Solange ich nichts von ihr weiß, kann sie schlimmstenfalls als rufschädigend bezeichnet werden. Es macht an dieser Stelle keinen all zu großen Unterschied, ob ich nichts von der Beleidigung erfahre, weil ich in einem anderen Land verweile oder weil ich im Koma liege und überhaupt nichts mehr höre. Zusätzlich sind gewisse mentale Fähigkeiten notwendig, um eine Demütigung überhaupt als solche erfassen zu können. Der Grund, warum ein Mensch im Gegensatz zu einem Hund gedemütigt werden kann, ist die Fähigkeit des Menschen, demütigendes bzw. verächtliches Verhalten als solches zu erkennen. Damit man also von einer objektiv vorhandenen Demütigung sprechen kann, muss der Betroffene zwar nicht notwendigerweise ein Gefühl von Demütigung empfinden; er muss aber sehr wohl die notwendigen kognitiven und mentalen Fähigkeiten besitzen, um eine Demütigung überhaupt als wahrnehmen zu können. Wenn man dieser Argumentation folgt, dann kann Eluana (oder ein anderer Patient in vergleichbarer Lage) nicht mehr in ihrer Würde verletzt werden, und eine Diskussion um mögliche Würdeverletzungen ihr gegenüber durch diese oder jene Handlung wird sinnlos.

Auf der anderen Seite tendieren wir dazu, auch dann von unwürdiger Behandlung zu sprechen, wenn der jeweilige nichts (mehr) davon mitbekommt. Beispiele dafür wäre das „Verwahrlosenlassen" von stark debilen Menschen oder Leichenschändung. Natürlich ließe sich diese Verwendung des Würdebegriffes als Ungenauigkeit oder Fehlformulierung in der alltäglichen Ausdrucksweise behandeln. Allerdings steht dahinter die Vorstellung, dass grob despektierliches

Verhalten gegenüber Senilen aber auch toten Personen in irgendeiner Form verwerflich sei. Selbst wenn man davon ausgeht, dass in beiden Fällen die Betroffenen absolut nichts davon mitbekommen (was zumindest im ersten Fall nicht unbedingt gesagt ist), scheint das nicht nur daran zu liegen, dass sich etwa Familienangehörige dadurch verletzt fühlen könnten. Es ist auch ein Unrecht gegenüber dem Betroffenen selbst. Eine Leichenschändung wird nicht dadurch weniger verwerflich, dass der Betroffene keine Familie hatte oder dass ihn ohnehin niemand leiden konnte.

Interessant sind auch die Parallelen zu der „gewöhnlichen" Verletzung der Menschenwürde: Der Grund, weshalb man eine Handlung[42] als „unwürdig" empfindet, ist genau wie bei gewöhnlichen Würdeverletzungen, die durch die Handlung zum Ausdruck gebrachte Geringschätzung oder Verachtung gegenüber dem betroffenen Menschen.

Wir gehen also zumindest in unserem gewöhnlichen Sprachgebrauch davon aus, dass auch bewusstlose Personen, Tote, oder eben Eluana eine „Würde" besitzen, die in irgendeiner Form verletzt werden kann. Dies ist erst einmal merkwürdig, da die Betroffenen keine Selbstachtung besitzen, die verletzt werden könnte; es ist aber durchaus erklärbar: Der Mensch scheint grundsätzlich Interessen zu besitzen, die über seinen Tod, bzw. über die Dauer seiner bewussten Existenz hinausgehen. Sei es in Form von Erinnerungen, Erbschaften, oder sonstigen Einflüssen: es ist eine Eigenheit des Menschen, eine gewisse Spur in der Welt hinterlassen zu wollen. Nun ließe sich argumentieren, dass dies nicht nur eine Bedürfnis, sondern sogar ein berechtigtes Interesse ist: Nehmen wir einen Professor, der einiges geschrieben hat und mehr oder weniger einflussreich ist. Er hat sich in seinem Leben einen gewissen Ruf erarbeitet, der ihm wahrscheinlich wichtig war. Wenn ich ihn nun durch Verleumdungen oder gefälschte Quellen post mortem als Plagiator darstelle, der seinen Ideen von Doktoranden und anderen von ihm Abhängigen gestohlen hat, werden wohl die meisten intuitiv der Meinung sein, dass ich ihm in irgendeiner Form ein Unrecht tue.

Man darf aber nicht vergessen, dass die Entwürdigung bzw. Demütigung von bewussten Menschen sich in grundsätzlicher Weise von der unwürdigen Behandlung solcher Personen unterscheidet, welche nicht imstande sind, Demütigung oder auch nur schlechte Behandlung mitzubekommen. Der Begriff der Würde ist im Zusammenhang mit Personen ohne Bewusstsein zwar nicht sinnlos, aber verwirrend. Eine "Würdeverletzung" hat hier einen ganz anderen Stel-

---

42 Für die Zwecke dieser Arbeit soll die Vernachlässigung von senilen Personen, für deren Pflege man verantwortlich ist, als Handlung gelten. Auf die Problematik der Unterscheidung von Handlungen und Unterlassungen möchte ich hier nicht eingehen.

lenwert als bei bewussten Menschen. Auch der Grund ist ein anderer, weshalb eine solche Würdeverletzung als verwerflich angesehen wird:
Der Mensch ist sich im Normalfall einer Demütigung bewusst und fähig, unter ihr zu leiden. Die demütigende Handlung ist entweder darauf ausgelegt, ihn in seiner Selbstachtung zu verletzen, oder nimmt dies zumindest billigend in Kauf. Eine massive Reduzierung der Lebensqualität des Opfers ist (absehbare) Folge.

Im Gegensatz dazu haben wir zwar den Eindruck, dass auch im Fall der Eluana begründete Interessen der Person verletzt werden, wenn sie "unwürdig" behandelt wird; Sie erfährt aber kein Leid, und es gibt auch keine Selbstachtung oder Lebensqualität mehr, die verletzt oder beschädigt werden könnte. Eine etwaige "unwürdige" Behandlung von Eluana verletzt also ganz andere (und wohl weniger zentrale) Interessen, als dies bei einer "gewöhnlichen" Verletzung der Menschenwürde der Fall ist.

Letztendlich muss aber festgehalten werden, dass, ebenso wie im Falle des Gelähmten oder des Locked-in-Patienten, im Normalfall weder eine Weiterführung der künstlichen Lebenserhaltung noch ihrer Beendigung ein Ausdruck von Verachtung oder Geringschätzung ist. Keine der beiden Parteien im Streit um Eluana hat eine Behandlung befürwortet, die man als demütigend hätte bezeichnen können. Solange die Verantwortlichen den Patienten nicht als minderwertiges Subjekt behandeln, kann nicht von einer Demütigung oder einer Würdeverletzung die Rede sein. Der Parameter der Würde lässt sich auf Eluana und vergleichbare Fälle schlicht nicht anwenden. Die Würde der Betroffenen ist so oder so nicht in Gefahr.

1.2.4 Schwierigkeiten der Anwendung

Es ist auffällig, wie wenig handlungsweisend das Prinzip der Würde des Menschen im Falle der künstlichen Lebenserhaltung doch ist. Jenseits von offensichtlichen und drastischen Verfehlungen, wie etwa eines "Sterbenlassens" des Patienten gegen seinen Willen zum Zwecke der Organspende oder einer Instrumentalisierung der Beendigung von künstlicher Lebenserhaltung zur „Vernichtung lebensunwerten Lebens" ist das Recht auf Würde hier kaum anzuwenden. In einem freiheitlich-westlichen Staat, in dem bei der Behandlung des Patienten im Grundsatz dessen Wille und eigene Interessen zugrunde gelegt werden, kann das Prinzip der Menschenwürde also kaum Handlungsanleitungen für den Umgang mit Menschen in künstlicher Lebenserhaltung geben.

Das Recht der Menschenwürde ist darauf ausgelegt, die Person vor massiven Demütigungen zu schützen, einer bestimmten Form von Übergriffen, welche ein halbwegs gutes oder erfülltes Leben unmöglich machen. In einigen Bereichen, gerade wenn es um Folter, bestimmte Formen der Bestrafung oder Diskriminierungen von Minderheiten geht, kann dieses Recht auf Menschenwürde klar handlungsweisend sein. Es ist aber weder geeignet, noch darauf ausgelegt, als alleiniges Prinzip moralischen Handelns zu fungieren.

Aus diesem Grund sind die Anwendungsschwierigkeiten des Prinzips der Menschenwürde auf die hier besprochenen Probleme nicht Ausdruck einer generellen Schwäche dieses Prinzips. Es ist lediglich auf die Tatsache zurückzuführen, dass die Menschenwürde ein zentrales Grundbedürfnis des Menschen schützt, welches aber bei der Frage nach einer Fortführung oder Beendigung der künstlichen Lebenserhaltung im Normalfall nicht in Gefahr ist. Die Menschenwürde ist ein mächtiges Werkzeug, sie ist aber nicht dafür geschaffen, auf jedes Problem anwendbar zu sein.

2. Autonomie

2.1 Unterschiedliche Bedeutungen des Autonomiebegriffs

In der aktuellen Diskussion um Sterbehilfe, Patientenwillen und die Beendigung von künstlicher Lebenserhaltung konkurrieren zwei Formen der Autonomie als moralisches Prinzip miteinander: *„Im einen Fall ist mit ‚Autonomie' der Anspruch auf eine an Kant angelehnte, auf Willensfreiheit beruhende, unbedingte, rein moralische Selbstbestimmung gemeint. Im anderen Fall deckt ‚Autonomie' alles ab, was eine Person zu einem Zeitpunkt will, und zwar unabhängig von dessen moralischer Dignität und von der Frage, ob und in welcher Hinsicht die Person in ihrem Wollen frei ist."*[43] Vossenkuhl bezeichnet erstere als *moralische Autonomie* und zweitere als *individuelle Autonomie*, ich werde diese Begriffe der Einfachheit halber übernehmen.

Will man entscheiden, welche dieser beiden sich gegenseitig weitestgehend ausschließenden[44] Konzepte von Autonomie sich sinnvoll auf unseren Fall anwenden lassen, lohnt es sich, den Begriff der Autonomie näher zu untersuchen:

Man kann den Begriff in verschiedene Bedeutungsbereiche unterteilen:[45] Die drei für unsere Fragestellung relevantesten sind die Autonomie als Fähigkeit, als Zustand und als Recht. Autonomie ist dabei durch zwei Faktoren gekennzeichnet: durch die Fähigkeit zu rationalen Entscheidungen auf der einen Seite, und der von außen unbeeinflussten Entscheidung auf der anderen. Dies zumindest ist sowohl mit der oben genannten moralischen als auch mit der individuellen Autonomiekonzeption vereinbar.

Der Begriff der "unbeeinflussten Entscheidung" ist an dieser Stelle allerdings notwendigerweise etwas relativ zu verstehen. Weder verlangt er die vollständige Herauslösung der Person aus seinem kulturellen Kontext, noch eine "Unbeeinflussbarkeit" gegenüber rationalen Argumenten oder neuen Informationen. Auf Grund der Lektüre einer überzeugenden wissenschaftlichen Arbeit seine Meinung über das behandelte Thema zu ändern, zeigt selbstverständlich keinen Mangel an Autonomie.

---

43 Vossenkuhl: Paternalismus, Autonomie und Rechtspflichten gegen sich selbst S.275
44 Vgl. Vossenkuhl: Paternalismus, Autonomie und Rechtspflichten gegen sich selbst S. 275
45 Ich möchte an dieser Stelle Feinbergs Argumentation folgen. Vgl. Feinberg: harm to self S. 28

2.1.1 Der erste Bedeutungsbereich von Autonomie: Autonomie als Fähigkeit

Der erste Bedeutungsbereich der Autonomie betrachtet die Autonomie als die Fähigkeit, aufgrund rationaler Überlegungen selbst bestimmte Entscheidungen zu treffen. Ein Mensch besitzt in diesem Sinne die Fähigkeit zu Autonomie, wenn er die notwendigen mentalen Fähigkeiten besitzt, aus rationalen Überlegungen heraus von dritten unbeeinflusste Entscheidungen treffen zu können. Der Schwerpunkt liegt dabei auf der Fähigkeit zur rationalen Entscheidungen.

Die Fähigkeit zu Autonomie ist damit bedingt durch ein gewisses Mindestmaß an Intelligenz, Alter und geistiger Gesundheit. Sie fehlt Säuglingen und Geisteskranken, ebenso wie mental Zurückgebliebenen, Senilen und komatösen Patienten. Allen anderen Menschen spricht man die grundsätzliche Fähigkeit zu autonomem Handeln zu, da man davon ausgehen kann, dass sie zu rationalen Entscheidungen prinzipiell in der Lage sind.

Wichtig ist dabei, dass die Fähigkeit zu Autonomie keine graduelle Angelegenheit ist. Wenn ein erwachsener Mensch ausreichend Intelligenz und geistige Gesundheit besitzt, um zu rationalen Entscheidungen und Handlungen fähig zu sein, hat er damit die Fähigkeit zu Autonomie:

„It is the threshold conception of natural competence - minimal relevant capability for a task - that is used in stipulations of necessary and sufficient conditions for the sovereign right of self-government ascribed to individuals."[46]

Die Entscheidungen, welche er dann fällt, mögen dumm oder töricht, brillant oder weise sein, je nach Intelligenz und Wissenstand des Akteurs. Aber auch dumme oder törichte Entscheidungen kann überhaupt nur der autonome Mensch fällen. Der Säugling oder der Senile trifft keine Entscheidungen, die sinnvoller Weise als töricht bezeichnet werden könnten.

Die Existenz von Autonomie in dieser ersten Bedeutung, sprich als grundsätzlicher Fähigkeit zur Autonomie, ist die Bedingung für Autonomie im zweiten und dritten Sinne. Nur eine Person, welche auf Grund ihrer mentalen Fähigkeiten zu autonomen Handlungen grundsätzlich fähig ist, kann ein autonomes Leben führen und ein Recht darauf haben, autonom handeln zu dürfen. Die Frage, ob X die Autonomie eines Säuglings verletzt oder welche Umstände dem Säugling ein autonomes Leben ermöglichen, ist in erster Linie unsinnig. Eben weil ein Säugling zu selbst bestimmtem Handeln im Sinne der Autonomie überhaupt nicht fähig ist.

---

46 Feinberg: harm to self S. 30

2.1.2 Der zweite Bedeutungsbereich von Autonomie: Autonomie als Zustand des Lebens

Der zweite Bereich der Autonomie bezieht sich auf den Zustand der momentanen Lebensumstände einer Person. Nur weil ein Mensch die grundsätzliche Fähigkeit zu Autonomie besitzt, bedeutet dies noch nicht, dass er auch wirklich ein autonomes Leben führt, bzw. führen kann. Sklaverei, staatliche Repressionen oder repressive Sitten können seine Autonomie stark einschränken oder sie ihm gar ganz vorenthalten. Ebenso kann Autonomie durch nicht von Dritten verursachte Gründe wie körperliche Gebrechen reduziert sein. Eine Person, die aufgrund von Gebrechlichkeit die eigenen vier Wände nicht verlassen kann, ist zweifellos in ihrem autonomen Handeln eingeschränkt. Während im Falle der Autonomie als Fähigkeit der Schwerpunkt auf der Fähigkeit zu rationalen Entscheidungen lag, ist die Autonomie an dieser Stelle als Möglichkeit zu verstehen, gefasste Entscheidungen auch wirklich umzusetzen.

Zusätzlich argumentiert Feinberg, dass nicht nur solche „äußeren" Faktoren für den Grad der real existenten Autonomie einer Person relevant sind: Je leichter ein Mensch etwa zu manipulieren ist, je schwächer sein Wille und seine persönlichen Präferenzen sind, desto weniger autonom sei er. Diese „innerliche" Autonomie unterscheidet sich insofern von der äußeren, dass sie nach dem Zustandekommen des positiven Willens der Person fragt. Es ist demnach für eine autonome Handlung nicht ausreichend, dass die Person zu Rationalität fähig ist und nicht durch Umstände oder Dritte in seinem Entschluss gehindert wird. Die einzelne Entscheidung muss zusätzlich auf rein rationaler und von Anderen weitestgehend unbeeinflusster Grundlage gefällt werden. Das, was jemand als seinen Willen ansieht, ist demnach nicht unbedingt seine autonome Entscheidung. Ein solches Autonomiekonzept hat in seiner Anwendung in der Moral einige recht offensichtliche Probleme, auf die ich später noch zurückkommen werde.

Feinberg geht davon aus, dass für ein autonomes, d.h. selbst bestimmtes Leben neben passenden äußerlichen Zuständen eine Reihe von Charaktereigenschaften bzw. Tugenden nötig sind: Er nennt in diesem Zusammenhang unter anderem „*Responsibility for self*", „*Self-Reliance*", „*distinct self-identity*" und „*self-legislation*".[47] Letztere ist auch der Schutzgegenstand der „moralische Autonomie", wie sie im Anschluss an Kant so häufig herangezogen wird. Sie ist schlicht eine der Tugenden (wenn auch eine recht wichtige), die für die „innerliche" Autonomie eines Menschen notwendig sind.

Bei der Beantwortung der Frage, ob eine Person gerade ein autonomes Leben führt, muss also zwischen dem Zustand der äußerlichen Autonomie und dem

---

47 Feinberg: harm to self S. 32 ff.

Zustand der innerlichen unterschieden werden. Auffällig ist dabei, dass die äußerliche Autonomie der innerlichen vorgelagert zu sein scheint: Ein Mensch kann ein äußerlich autonomes Leben führen, auch wenn er innerlich völlig von den Meinungen und Erwartungen anderer abhängig ist. Er mag zwar nicht völlig autonom im Sinne Feinbergs sein, aber es wäre nicht unsinnig festzustellen, dass er ein zumindest teilweise autonomes Leben führt. Umgekehrt funktioniert das aber nicht: Wenn ein Mensch etwa dauerhaft in Gefangenschaft lebt, und keinerlei Möglichkeiten hat, selbständig gefasste Entscheidungen in irgendeiner Form in die Tat umzusetzen, kann man nicht von einem autonomen Leben sprechen.[48] Dies gilt unabhängig davon, wie frei von fremden Meinungen und wie stark von eigener Rationalität bestimmt er im Inneren auch sein mag.

2.1.3 Der dritte Bedeutungsbereich von Autonomie: Autonomie als Anrecht

Die Autonomie in ihrer dritten Form, als Anrecht, bezeichnet einen Anspruch gegenüber seinen Mitmenschen, der Gesellschaft und dem Staat. Wenn im Zusammenhang mit Sterbehilfe, Recht oder den moralischen Pflichten des Staates der Begriff der Autonomie aufkommt, ist im Allgemeinen diese Form von Autonomie gemeint. Die beiden am Anfang des Kapitels genannten Konzepte von moralischer und individueller Autonomie sind hier anzusiedeln.

Eine grundsätzliche Überlegung zu der Verwendung des Autonomiebegriffes in der weiteren Arbeit möchte ich an dieser Stelle voranstellen: Es erscheint wenig sinnvoll, hier darüber zu diskutieren, ob die Autonomie in diesem dritten Sinne nun ein eigenes juristisches Recht seien soll, oder ein grundsätzlicher, schützenswerter Anspruch, auf dem "echte" Einzelrechte basieren, wie etwa das Recht auf Meinungsfreiheit. Es ist ein Wert, welcher (so zumindest die Position in dieser Arbeit) auf den grundsätzlichen Interessen eines jeden Menschen fußt[49] und von dem wir mit gutem Grund annehmen, dass er durch den Staat geschützt werden soll. Als juristisches Einzelrecht wäre er unter Umständen ungeeignet, weil er dafür zu viele Aspekte (auf die ich im nächsten Teilkapitel näher eingehen möchte) unter sich vereint. Er ist aber ein begründeter, grundsätzlicher, schützenswerter moralischer Anspruch, der in diesem Sinne durchaus den Titel eines moralischen Anrechts verdient. Den Begriff des "Rechts auf Autonomie" möchte ich in diesem Sinne verwenden.

Worauf genau bezieht sich also dieses Recht auf Autonomie? Die grundsätzliche Fähigkeit (die erste Form von Autonomie) ist, wie schon erwähnt, die Be-

---

48 Raz: the morality of freedom S.374
49 Siehe Kapitel 3.1

dingung für das Recht auf Autonomie, kann aber nicht Gegenstand des Rechts sein. Das Recht auf Autonomie muss sich auf den Zustand der realen Lebensumstände der Person (die zweite Form von Autonomie) beziehen.

Betrachten wir nun zuerst das Konzept der *moralischen Autonomie*. Damit ist, zur Erinnerung, *„der Anspruch auf eine an Kant angelehnte, auf Willensfreiheit beruhende, unbedingte, rein moralische Selbstbestimmung gemeint."*[50] Diese Form der Autonomie ist notwendigerweise auf die innerliche Autonomie der Person bezogen.

Die sinnvollste Umsetzung von dieser Konzeption ist wohl eine „Tugendpflicht" im Sinne Kants, also eine gegen sich selbst bestehende moralische Verpflichtung, welche aber nicht in staatliches Recht umsetzbar ist. Kant selbst versteht die Autonomie weder als einklagbares Recht noch als vom Staat durchsetzbare Pflicht. Es kann sich bei der Autonomie nach Kant" *nur um eine Tugendpflicht, keineswegs aber um eine Rechtspflicht handeln "*[51]

Selbst massive Verstöße gegen diese „Verpflichtung gegen sich selbst" wären schlimmstenfalls ein Grund für Verachtung, niemals aber für staatliche Eingriffe oder gar Sanktionen. Dies entsprich auch unserer alltäglichen Erfahrung: Wir haben im Allgemeinen mehr Bewunderung für Menschen übrig, welche ein hohes Maß an „innerlicher" Autonomie besitzen, als für solche, welche in ihren Neigungen, Einstellungen und ihrer Persönlichkeit in erster Linie von den Meinungen Dritter abhängig sind. Diese Konzeption ist in sich schlüssig, und entspricht unseren Intuitionen und Erfahrungen. Sie hat aber den Nachteil, dass sie für die Beantwortung von Fragen nach dem moralisch richtigen Handeln des Staates nicht zu gebrauchen ist.

Die Alternativen sind allerdings weniger attraktiv: Zum einen ließe sich aus dem genannten „Recht" auf „innerliche" Autonomie ableiten, dass der Staat verpflichtet ist, seine Bürger im Sinne der oben genannten, die „innerliche" Autonomie unterstützenden Tugenden umzuerziehen. Zum anderen könnte der Staat eine Serie von Handlungen mit der Begründung verpflichtend machen, dass eine autonom entscheidende Person so handeln würde. Selbst wenn man von der gewaltigen Missbrauchsgefahr so weit gehender staatlicher Befugnisse absieht, sind diese beiden Konzeptionen wenig sinnvoll:

Im ersten Fall der „Umerziehung" ist zum einen nicht ganz klar, wie diese aussehen soll. Es ist sehr fraglich, ob man einen erwachsenen Menschen gegen

---

50 Wiederholung: Vossenkuhl: Paternalismus, Autonomie und Rechtspflichten gegen sich selbst S.275
51 Kant, Metaphysik der Sitten, AB47;
    Siehe dazu auch Vossenkuhl: Paternalismus, Autonomie und Rechtspflichten gegen sich selbst S.281

seinen Willen (oder zumindest gegen das, was er als seinen Willen versteht) Tugenden wie Selbständigkeit, Bedachtsamkeit, oder gar rationale Selbstgesetzgebung „anerziehen" kann. Zusätzlich hat man das Problem, dass die „innerliche" Autonomie im oben dargestellten Sinne sowohl durch rationale Entscheidung als auch durch eine gewisse innere Unabhängigkeit definiert ist. Eine erzwungene Umerziehung mag die Rationalität einer Person unter Umständen steigern (auch wenn das mehr als zweifelhaft ist), dies geht aber notwendigerweise mit einer von außen kommenden Beeinflussung einher, und damit mit einer Schädigung der Autonomie des Betroffenen.

Die letzte Möglichkeit hat schließlich überhaupt nichts mehr mit dem Schutz der Autonomie der Menschen zu tun. Wenn der Staat einfach jene Handlungen erzwingt, von welchen er annimmt, das ein theoretischer, innerlich völlig autonomer Mensch sie bevorzugen würde, nimmt er dem realen Menschen jede Autonomie: Seine eigene Rationalität und seine eigenen Entscheidungen sind schlicht irrelevant, wenn der Staat die Handlungen, welche eigentlich der Autonomie des Einzelnen unterliegen, einfach erzwingt. Wenn man ohnehin keine Wahl hat, macht es für die Autonomie keinen großen Unterschied, ob man theoretisch zugestimmt hätte. Eine Entscheidung kann nur dann als autonom bezeichnet werden, wenn es eine echte Entscheidung ist. Das Konzept der *moralischen Autonomie* ist damit als analytisches Werkzeug für die Beantwortung von Fragen staatlichen Handelns und der damit verbundenen moralischen Probleme wenig brauchbar.

Wenden wir uns also der Alternative, der *individuellen Autonomie,* zu. Die offensichtlichste Umsetzung davon (und die einzige, die ich hier besprechen möchte[52]) ist rein negativ und bezieht sich auf den Zustand der äußeren Auto-

---

52 Zusätzlich zu der negativen Variante wäre ein positives Recht auf äußere Autonomie denkbar: Demnach wäre es dem Staat und der Gesellschaft nicht nur verboten, die Autonomie ihrer zu rationalen Entscheidungen fähigen Bürger grundlos zu beschränken. Sie wären verpflichtet, Faktoren wie mangelnde Bildung oder massive Armut, welche die Entscheidungsfreiheit der Betroffenen einschränken, nach Möglichkeit zu beheben. Diese zweite Variante ist offensichtlich um einiges ambitionierter als die erstere, vor allem aber baut sie auf dieser auf. Es wäre etwas absurd, wenn der Staat die Verpflichtung hätte, die Entscheidungsfreiheit der Menschen aktiv zu fördern, sie gleichzeitig aber auch nach Belieben beschneiden könnte. Autonomie wäre damit kein Recht, sondern völlig der Willkür des Staates unterworfen. Die Frage, ob ein positives Recht auf Autonomie sinnvoll ist oder nicht, muss aber an anderer Stelle diskutiert werden. Es betrifft Bereiche wie soziale Absicherung, Krankenversicherung oder Erwachsenenbildung, in denen die Autonomie der Person durch äußere Umstände eingeschränkt ist und der Staat die Möglichkeit hat, Abhilfe zu schaffen. In dem hier diskutierten Fall der künstlichen Lebenserhaltung stellt sich nicht die Frage, ob der Staat die Verpflichtung hat, die durch

nomie: Jeder Mensch, der die notwendige mentalen Fähigkeit zu autonomen Handeln besitzt, hat demnach ein Recht darauf, in seiner Möglichkeit zu selbst bestimmten Handeln nicht ohne gute (moralisch zu rechtfertigende) Gründe durch Dritte beschnitten zu werden. Diese Konzeption eines Rechts auf Autonomie hat den Vorteil, dass es erstens geeignet ist, als Prinzip staatlichen Handelns zu dienen, und es sich zweitens nicht in innere Widersprüche verstrickt: Es ist dem Staat ohne weiteres möglich, jedem Menschen, der die grundsätzliche Fähigkeit zu Autonomie besitzt, das Recht einzuräumen, über sein Handeln innerhalb des gesellschaftlichen Rahmens selbst zu bestimmen. Zusätzlich hat es auch den Vorteil, dass es dem gewöhnlichen Verständnis des Begriffes der Autonomie entspricht: Man ist autonom, wenn man über sich selbst entscheiden kann, und das Recht auf Autonomie beinhaltet auch das Recht, irrationale, dumme oder rein emotional gesteuerte Entscheidungen zu fällen.

2.1.4 Verschiedene Bereiche des Anrechts auf Autonomie

Ein staatlich geschütztes Recht auf Autonomie kann also sinnvoller Weise nur im Sinne der individuellen Autonomie verstanden werden. Der Begriff Autonomie beschreibt damit den Anspruch, frei Entscheidungen über die eigene Lebensführung treffen zu dürfen. Ein solches Verständnis von Autonomie ist inhaltlich nicht ganz so reduziert, wie diese Definition es andeutet. Die individuelle Autonomie der Person umfasst vier durchaus verschiedene Aspekte:

Zum einen ist Autonomie in diesem Sinne simple Handlungsfreiheit: Die Entscheidung, eine beliebige Straße zu überqueren, ist eine Ausübung dieser Autonomie, ebenso wie jede sonstige Körperbewegung. Dies ist die offensichtlichste Form der individuellen Autonomie, aber in bestimmter Hinsicht auch die schwächste. Sie wird notwendiger- und auch legitimer Weise durch eine Vielzahl von Reglements eingeschränkt, häufig da, wo die Handlungen der Person mit den begründeten Interessen Dritter in Konflikt geraten. Der Grund dafür ist, dass Einschränkungen dieser Form von Autonomie (zumindest solche, die wir als legitim ansehen) sich zum einen nur auf eher kurzfristige und unwichtige Interessen beziehen, und zum anderen in ihrem Effekt auf das Leben des Betroffenen weitestgehend irrelevant sind. Es mag in gewissen Situationen ärgerlich sein, Verkehrsregeln oder auch Eigentumsrechte anderer Personen achten zu müssen. Solche Reglements stellen aber im Normalfall keine gravierende Ein-

---

Krankheit oder Lähmung verlorene Autonomie wiederherzustellen. Insofern kann diese Problematik einfach umgangen werden.

schränkung meiner zentralen Interessen und Wahlmöglichkeiten dar. Wir treffen jeden Tag Tausende von Entscheidungen dieser Art. Die Tatsache, dass wir dabei gewissen Einschränkungen unterliegen, bedeutet nicht, dass wir damit unsere grundsätzliches Recht, über unsere Handlungen entscheiden zu dürfen, verlieren.

Aber auch wenn legitime Einschränkungen meiner Handlungsfreiheit alltäglich und geringfügig sind, so müssen sie sich doch in gewissen Grenzen halten und mir gegenüber zu rechtfertigen sein. Eigentlich banale Einschränkungen können in der Summe sehr wohl groß genug werden, um eine unzulässige Einschränkung meiner Autonomie darzustellen. Ich muss zweifellos das Recht haben, über mein alltägliches Handeln selbst bestimmen zu können.

Die Autonomie bezieht sich zum anderen aber nicht nur auf das Recht, Dinge aktiv zu tun bzw. zu unterlassen. Die Autonomie bezeichnet ein grundsätzliches Recht, über den eigenen Körper und die eigene Person zu entscheiden. Diese Entscheidungsfreiheit beschränkt sich nicht auf Körperbewegungen. Jegliche von außen vorgenommenen Eingriffe in die Sphäre des eigenen Körpers, seien es nun Piercings, Operationen, Spritzen oder Faustschläge, müssen ebenfalls der autonomen Entscheidung der Person unterliegen:

"We do speak of an inviolate right which is infringed whenever another person inflicts a harmful or offensive contact on one's body without one's consent - an unwanted caress, a slap, a punch in the nose, a surgical operation, or even a threatening move that provokes reasonable apprehension of such contacts. That must be part of what we mean by personal autonomy."[53]

Dies hat auch, aber nicht nur damit zu tun, dass gerade schwerere Veränderungen am Körper (Knochenbrüchen, Amputationen) die Handlungsfreiheit der Person einschränken und der Person Schmerzen zufügen. Auch eine Person ohne Schmerzempfinden wäre in ihrer Autonomie verletzt, wenn man sie ohne ihre Zustimmung (aus welchen Gründen auch immer) mit sterilen Nadeln spickt oder sie unsittlich berührt. Diese Verletzung begründet sich weder in Schmerzen noch in damit einhergehenden Verlusten an Handlungsfreiheit: Ein Analgesie-Patient kann den Schmerz nicht spüren, seine Handlungsfreiheit ist durch eine sterile Spritze im Arm nicht eingeschränkt, und auch ein „Grapschen" bringt, zumindest solange es nicht mit impliziten Bedrohungen einhergeht, keine sichtbaren Nachteile für den Betroffenen mit sich. Nichtsdestoweniger hat niemand außer dem Betroffenen selbst das Recht zu entscheiden, ob er einen spitzen Gegenstand in oder eine Hand an einem beliebigen Körperteil zu haben wünscht.

Besagtes Verfügungsrecht über den eigenen Körper hat dabei zwei Stoßrichtungen: Zum einen sind jegliche Eingriffe Dritter an meinem Körper inakzepta-

---

53 Feinberg: harm to self S. 53

bel, wenn sie nicht meinem Willen entsprechen. Im Falle von erwünschten Eingriffen scheint es aber, dass der Staat (oder ein Dritter) nicht ohne weiteres das Recht hat, besagten Eingriff zu verhindern:

"If a man or woman voluntarily chooses to have a surgical operation that will render him or her infertile and a physician is perfectly willing to perform it, then the person's 'bodily autonomy' is infringed if the state forbids it on some such ground as wickedness or imprudence."[54]

Einschränkungen dieser Form der individuellen Autonomie wiegen um einiges schwerer, als dies bei dem ersten Aspekt der Fall war. Das hängt in erster Linie damit zusammen, dass Entscheidungen über den eigenen Körper selbst dann, wenn sie nicht (wie im Falle einer Operation) übermäßig einschneidend erscheinen, sehr persönlicher Natur sind. Die Beschränkung meiner Autonomie geht in diesen Fällen grundsätzlich mit einem Eingriff in meine Privatsphäre einher.

Es macht einen recht gravierenden Unterschied, ob ich in bestimmten Straßen nicht Auto fahren darf oder ob mir verboten ist, mit bestimmten (volljährigen und willigen) Personen Geschlechtsverkehr zu haben, etwa weil sie mein Geschlecht teilen bzw. einer andern Religion angehören. Besagter Unterschied basiert eben nicht nur darauf, dass die eine Einschränkung meiner Autonomie tief greifender ist. Im zweiten Fall dreht es sich gleichzeitig um einen massiver Eingriff in einen sehr intimen Bereich meines Lebens, von dem ich mit gutem Grund annehmen kann, das er niemanden außer mir (und etwaigen Partnern) etwas angeht.

Der dritte Aspekt der individuellen Autonomie bezieht sich auf die eigene Persönlichkeit, auf langfristige Pläne und Entscheidungen. Handlungsfreiheit ist, wie oben schon erwähnt, die offensichtlichste Form der Autonomie. Nun sind aber einige Handlungen wichtiger als andere. Wenn mir prinzipiell verboten ist, eine bestimmte Straße zu befahren, etwa zum Schutz einer Botschaft mit besonders scharfen Sicherheitsbestimmungen, so mag das je nach der eigenen Wohnlage sehr lästig sein, schränkt aber meine Freiheit nur sehr bedingt ein. Wenn ich hingegen unter dem Verbot stehe, nicht über politische Theorie und Moralphilosophie schreiben zu dürfen, so ist der Eingriff in meine Autonomie sehr viel schwerwiegender. Ich verliere damit grundsätzlich die Möglichkeit, mein Leben in der Form zu führen, wie ich es wünsche. Insofern bezieht sich die individuelle Autonomie nicht nur auf die einzelne Handlung, sondern, wichtiger noch, auch auf die Fähig- und Möglichkeit, das eigene Leben nach selbst gewählten Prinzipien und Zielen zu gestalten.

---

54 Feinberg: harm to self S. 53

Diese Prinzipien und Ziele haben zum größten Teil den Charakter von langfristigen Plänen, können teilweise aber auch die Form von selbst gewählten Charaktermerkmalen haben: Die Entscheidung, mein Leben der akademischen Forschung oder der professionellen Segelei zu widmen, ist in diesem Sinne ebenso Teil meiner Autonomie, wie die Entscheidung, großzügig, nachtragend, loyal oder unzuverlässig zu sein. Natürlich ist letzteres nicht rein der rationalen Entscheidung unterworfen. Aber der Mensch kann an sich arbeiten, und willentlich gewissen eigenen Charaktereigenschaften freien Lauf lassen oder versuchen, sie zu unterdrücken. Ich kann mich entscheiden, meiner Großzügigkeit oder meinem Geiz, meiner Neigung zu Rauschmitteln oder meiner Lethargie freien Lauf zu lassen oder eben nicht. Und genau diese Entscheidung unterliegt der Autonomie.

Der letzte Aspekt ist die Darstellung der eigenen Persönlichkeit gegenüber anderen: Sie lässt sich direkt aus den genannten Punkten ableiten. Wenn ich ein Recht darauf habe, über meine langfristigen Ziele, grundsätzlichen Persönlichkeitsmerkmale und den Zustand meines Körpers selbst zu entscheiden, muss das mit dem Recht einhergehen, dies auch äußerlich zeigen zu dürfen.

Ein Verbot für Frauen, in der Öffentlichkeit ihr Gesicht zu zeigen, ist nicht nur unpraktisch oder lästig, wie etwa die Helmpflicht beim Motorradfahren. Es macht es für die Betroffenen dauerhaft unmöglich, die eigene Person so darzustellen, wie sie ist und wie sie es wünschen. So wäre es für eine Frau, die ihr Leben als energische, moderne und nichtreligiöse Geschäftsfrau führt und führen will, eine massive Einschränkung ihrer Autonomie, dabei eine Maske von Demut, Frömmigkeit oder Traditionsbewusstsein in Form einer Burkha tragen zu müssen.[55]

---

55 Dies lässt sich selbstverständlich auch umdrehen, womit wir bei der Diskussion um das Kopftuchverbot in Schulen währen.

2.2 Anwendung des Autonomieprinzips: künstliche Lebenserhaltung und unterschiedliche Formen der Willensäußerung

2.2.1 Der Gelähmte - künstliche Lebenserhaltung und das Recht auf Autonomie

Das Anrecht auf Autonomie lässt sich aus recht offensichtlichen Gründen am leichtesten auf den Gelähmten anwenden: Er ist bei Bewusstsein, kann sich äußern, und ist zu autonomen, rationalen Entscheidungen fähig. Solange der gelähmte Patient eine Weiterführung der künstlichen Lebenserhaltung wünscht, gibt es kaum strittige Fragen: Die Befolgung seines Willens ist unproblematisch. Es ist ein medizinischer Eingriff wie jeder andere. Eine absichtliche Beendigung der Lebenserhaltung gegen seinen Willen ist dagegen ein klarer Fall von Mord oder Totschlag und ein massiver, unzulässiger Eingriff in seine Autonomie. In diesem Fall erübrigen sich also alle weiteren Fragen.

Sobald eine explizite Zustimmung des Patienten zu der künstlichen Lebenserhaltung nicht vorhanden ist, besteht hingegen schon die Notwendigkeit, den Eingriff, welcher eine künstliche Lebenserhaltung darstellt, dem Patienten gegenüber zu rechtfertigen: In Notfällen, wie etwa nach einem Unfall oder Schlaganfall, ist das nicht weiter problematisch. Man kann mit einiger Berechtigung davon ausgehen, dass es im Sinne des Patienten ist, am Leben erhalten zu werden, bis er sich soweit erholt hat, dass er selbst autonome Entscheidungen über sein weiteres Schicksal treffen kann.

Wenn der Patient eine Weiterführung (oder Aufnahme) der künstlichen Lebenserhaltung aber explizit ablehnt, verletzt man aktiv den Anspruch des Patienten auf Autonomie, wenn man sich darüber hinwegsetzt. In diesem Fall ist dem Wunsch des Patienten zumindest nach deutschem Recht Rechnung zu tragen.[56] Nimmt man das Recht auf Autonomie in diesem Fall ernst, hat man auch kaum eine andere Wahl:

Zum einen hat auch ein schwer kranker oder gelähmter Mensch ein Recht auf körperliche Unverletzlichkeit. Dieses nicht nur im deutschen Grundgesetz verankerte Recht basiert auf recht offensichtlichen moralischen Überlegungen: Zum einen ist es ein Eingriff in die Autonomie des Patienten, wenn dessen Kör-

---

56 Eine Widerhandlung würde den Strafbestand der Nötigung und Körperverletzung erfüllen. Siehe StGB § 240; StGB § 340

per gegen seinen Willen in irgendeiner Form mit spitzen, stumpfen oder sonstigen Gegenständen bearbeitet wird. Dabei ist es irrelevant, ob dies mit Fäusten, Spritzen oder Magensonden geschieht. Zum anderen hat man ein grundsätzliches Recht darauf, dass einem nicht gegen seinen Willen Schmerzen zugefügt werden. Nun mag man sich auf den Standpunkt stellen, dass die mit künstlicher Lebenserhaltung verbundenen Schmerzen und Unannehmlichkeiten durchaus erträglich seien. Spritzen, Katheder und Magensonden sind nicht angenehm, verursachen aber auch keine schrecklichen Schmerzen. Künstliche Beatmungen, sei es durch Luftröhrenschnitte oder dauerhafte Intubation sind schon deutlich unangenehmer, aber auch sie verursachen keine unerträglichen Qualen. Allerdings geht eine Diskussion, wie viel Schmerz und Unannehmlichkeiten man einem Menschen zumuten kann, am Thema vorbei. Man hat prinzipiell überhaupt kein Recht, einer Person gegen ihren Willen irgendeine Form von Schmerzen zuzufügen, völlig unabhängig von deren Intensität.

Zum anderen nimmt es dem Betroffenen den letzten Rest seiner Fähigkeit zum selbstbestimmten Handeln: Ein Patient, der künstliche Lebenserhaltung benötigt, ist in seiner Autonomie ohnehin meist extrem beeinträchtigt. Eine Krankheit oder Lähmung, die so weit geht, dass der Betroffene sich dauerhaft nicht mehr selbst ernähren kann (von Patienten, die dauerhaft beatmet werden müssen, mal ganz abgesehen), lässt ihm im Allgemeinen nicht mehr viele Möglichkeiten zur Selbstbestimmung: Nicht nur Einzelhandlungen sind stark reduziert. Beruf, Hobbys oder sonstige Aktivitäten lassen sich nur in den wenigsten Fällen weiter ausüben, wenn der Patient soweit in seinen Bewegungen eingeschränkt ist, dass er nicht einmal selbstständig Nahrung aufnehmen kann. Auch die Möglichkeiten zur Verfolgung von langfristigen Lebenszielen sind also stark limitiert.

Wenn man einen solchen Patienten nun dauerhaft gegen seinen Willen zur Nahrungsaufnahme bzw. zur Atmung zwingt, nimmt man ihm eine der letzten substanziellen Entscheidungen, die ihm noch geblieben sind. Man nimmt ihm die Möglichkeit, in irgendeiner relevanten Form auf den weiteren Verlauf seines Lebens einzuwirken. Letztendlich ist es einem solchen, gegen seinen Willen am Leben erhaltenen Patienten auch kaum möglich, sich der Außenwelt in der Form darzustellen, wie er es wünscht. Er ist auf die Rolle des hilflosen Patienten festgelegt.

Damit soll auf gar keinen Fall ausgedrückt werden, dass schwer gelähmte Menschen zum Verfolgen langfristiger Ziele generell nicht in der Lage wären. Es gibt genügend Fälle, die auf eindrucksvolle Weise das Gegenteil beweisen, zu den bekanntesten zählt wohl der Astrophysiker Stephen Hawking. Aber solche Fälle sind außergewöhnlich und bewundernswert. Man kann nicht von jedem erwarten, die Kraft und die notwendigen Fähigkeiten zu besitzen, welche notwendig sind, um unter solchen Umständen noch erstrebenswerte Lebensziele zu finden und diese auch zu verfolgen. Nicht zuletzt sind viele Ziele und Interessen (gerade solche, die einen körperlichen Einsatz erfordern) unter den Einschränkungen, die eine schwere Lähmung mit sich bringt, einfach nicht mehr zu verfolgen.

2.2.2 Total Locked-in - Patientenverfügungen, Hörensagen und das Problem eines Fehlens von Informationen über den Willen des Patienten

Der Locked-in-Patient[57] ist ein weit schwierigerer Fall: Er besitzt zwar die notwendigen mentalen Fähigkeiten, die zur Autonomie notwendig sind, jegliche Möglichkeiten, autonome Entscheidungen in Handlungen umzusetzen, sind aber verloren. Er hat damit wie jeder zu Autonomie fähige Mensch ein Recht darauf, dass seine autonomen Entscheidungen respektiert werden, wir haben aber keine Möglichkeit zu wissen, was diese aktuell sind. Wenn man seinen autonomen Willen respektieren möchte, muss man deshalb entweder auf Patientenverfügungen oder frühere Meinungsäußerungen zurückgreifen. Zusätzlich stellt sich die Frage, ob das Recht auf Autonomie irgendwelche Handlungsmaximen liefert, wenn weder das eine noch das andere zur Verfügung steht. Insofern möchte ich mich im Weiteren in erster Linie auf den Unterschied zwischen direkten Willensäußerungen und Patientenverfügungen, bzw. anderen Formen früherer Aussagen konzentrieren.

Im Fall der Existenz einer Patientenverfügung stellt sich die Frage, ob und inwieweit sie sich von einer direkten Willensäußerung, wie sie im Falle des Gelähmten möglich ist, unterscheidet. Sie ist, ebenso wie die direkte Meinungsäußerung, eine klare und unverfälschte Information darüber, was der Patient wünscht.

Der einzig offensichtliche Unterschied ist der, dass man sich im Falle der Patientenverfügung aufgrund der zeitlichen Verzögerung nicht absolut sicher sein kann, dass sie nach wie vor den aktuellen Willen des Patienten widerspiegelt. Es ließe sich argumentieren, dass der Staat kein Recht hat, lebenserhaltende Maßnahmen zu beenden, wenn er nicht absolut sicher sein kann, dass dies dem momentanen Willen des Betroffenen entspricht. Aber was für Gründe könnte es geben, daran zu zweifeln? (Die These von der notwendigen Verbindung von Au-

---

57 Ich werde im Folgenden "Locked-in" als Synonym für "total locked-in" benutzen. Diese Verwendung ist zwar medizinisch nicht ganz korrekt, aber erheblich weniger sperrig. Siehe dazu Fußnote Nr. 2.

tonomie und aktuellen Willen ist selbst nicht unproblematisch, allerdings möchte ich darauf erst etwas später genauer eingehen)

Zwei mögliche Begründungen springen ins Auge: Zum einen ließe sich anführen, dass Menschen dazu tendieren, ihre Meinung über die Zeit zu ändern. Je älter eine Patientenverfügung ist, desto näher liegend seien Zweifel daran, dass sie den Willen des Betroffenen nach wie vor korrekt wiedergibt. Dem entgegen wirken Ansätze, denen zufolge Patientenverfügungen regelmäßig (etwa alle 2 Jahre) aktualisiert und bestätigt werden müssen.

Zum anderen besteht das Problem, dass man nicht ohne weiteres voraussagen kann, was der eigene Wille in einer solchen Situation wäre. Der locked-in-Fall ist so weit von unserer "normalen" Lebenswirklichkeit entfernt, dass es für einen gesunden Menschen sehr schwer ist, sich in ihn hinein zu versetzen. Dieses Argument ähnelt dem Vorangehenden, der Schwerpunkt liegt jedoch nicht auf der vergangenen Zeit zwischen Verfügung und Ernstfall, sondern an den veränderten Lebensumständen. So ist es durchaus möglich, dass eine Person, die absolut überzeugt war, im Falle einer schweren Erkrankung sterben zu wollen, ihre Meinung ändert, wenn sie wirklich in eine solche Situation kommt. Menschen reagieren in Extremsituationen zum Teil sehr anders, als sie selbst oder andere es erwartet hätten. So ist es sowohl denkbar, dass eine tief religiöse Person eine schwere Krankheit gegen ihre Erwartung als völlig unerträglich erlebt und sterben möchte, während der Lebensinstinkt eines Menschen, welcher sich für einen reinen Hedonisten gehalten hat, im Ernstfall weit stärker ist, als er für möglich hielt.

Auf den ersten genannten Punkt ließe sich erwidern, dass er nur stichhaltig sei, wenn es Hinweise (etwa in Form von Briefwechseln) gibt, dass der Betroffene seine Meinung geändert hat. Ansonsten ist es nicht sinnvoll, eine Patientenverfügung lediglich auf Grund ihres Alters anzuzweifeln. Der Patient hat sich offensichtlich mit dem Thema auseinandergesetzt. Es ist ihm wichtig genug gewesen, dass er sich die Mühe gemacht hat, eine Patientenverfügung zu Papier zu bringen, und im Falle einer geänderten Meinung hätte er sie bis zum Eintreten des Locked-in Zustandes jederzeit ändern können. Zweifellos kann man bei einer zwei Tage alten Verfügung eher sicher sein, dass sie den Willen des Patienten nach wie vor richtig widerspiegelt, als im Fall einer zehn Jahre alten Verfügung. Es ist aber nicht nachvollziehbar, dass man die Umsetzung des momentanen Willens des Patienten eher gewährleistet, indem man eine existente Patientenverfügung auf Grund von abgelaufenen Erneuerungsfristen ignoriert.

Analog ließe sich auch gegen die zweite Begründung argumentieren: Zwar ist es richtig, das eine Person ihre Meinung ändern könnte, wenn sie tatsächlich mit einer Situation konfrontiert wird, über die sie vorher nur theoretisch reflektiert hat. Aber die Verfügung ist auch hier nach wie vor der beste Hinweis auf den Willen des Patienten, der uns zur Verfügung steht.

Antworten dieser Art stehen trotzdem vor dem Problem der Unsicherheit, ob eine Patientenverfügung auch wirklich den aktuellen Willen des Patienten widerspiegelt. Diese Unsicherheit fußt allerdings auf der Überzeugung, dass es in Bezug auf die autonome Selbstbestimmung des Patienten problematisch sei, lebenserhaltende Maßnahmen zu beenden, wenn man nicht sicher sein kann, dass dies nach wie vor dem aktuellen Willen des Betroffenen entspricht. Diese These ist, wie schon angedeutet, nicht ganz unzweifelhaft:

Es ist ein wichtiger Teil unserer autonomen Selbstbestimmung, dass wir die Möglichkeit haben, Entscheidungen in Bezug auf die Zukunft zu treffen, die unserem späteren Willen unter Umständen auch widersprechen können. Dies spiegelt sich in einer Vielzahl gängiger Handlungspraxen in unserer Gesellschaft wieder[58]: Ein Beispiel solcher Verfügungen sind etwa Praktiken wie Verträge, durch die fast grundsätzlich die zukünftige Handlungsfreiheit zumindest einer der Betroffenen beeinträchtigt wird. Es wäre eine gravierende Einschränkung unserer Autonomie, wenn wir nicht die Möglichkeit hätten, uns in dieser Weise festzulegen. Wir könnten weder Versprechen abgeben, noch geschäftliche Vereinbarungen treffen. Vor diesem Hintergrund ist es unverständlich, wenn Patientenverfügungen mit Hinweis darauf abgelehnt würden, dass man nicht wisse, ob sie dem momentanen Willen der Person entsprechen. Es wäre eine massive und grundlose Einschränkung unserer Selbstbestimmung, wenn man uns die Möglichkeit verwehren würde, darüber zu entscheiden, was mit uns im Falle einer schweren Erkrankung passiert. Dieser Standpunkt spiegelt sich auch in der neuen Gesetzeslage in Deutschland: Mit der Verabschiedung des Entwurfes von Joachim Stünker[59] im Bundestag wurde die uneingeschränkte Rechtsverbindlichkeit einer Patientenverfügung im Betreuungsrecht verankert.

Wenn keine Patientenverfügung vorhanden ist, bedeutet das noch nicht notwendigerweise, dass keine Informationen zur Verfügung stehen, was der Patient im Falle eines locked-in-Zustandes wünschte. Der Patient mag sich diesbezüglich gegenüber Dritten geäußert haben, es mag Schriftwechsel zu diesem Thema geben, oder vielleicht hat der Patient zwar keine Patientenverfügung, aber dafür Zeitungsartikel oder sonstige Texte verfasst, aus denen seine Einstellung klar

---

58 Dieses Argument, *"dass wir uns durch Verträge auf Dauer binden, auch dort, wo es zu unserem eigenen Nachteil ist und dann unserer späteren aktuellen Interessenlage nicht mehr entspricht"* stammt nicht aus einer Veröffentlichung, sondern aus einem Gespräch: Sprechstunde mit Nida-Rümelin vom 30. Juni 2009

59 Fokus- Artikel: Bundestag schafft Rechtsklarheit
http://www.focus.de/politik/deutschland/gesundheitspolitik/patientenverfuegung-bundestag-schafft-rechtsklarheit_aid_409417.html

hervorgeht. All diese Quellen haben aber in der Praxis nicht im gleichen zwingenden Status wie eine Patientenverfügung. Zumindest im Falle von rein mündlichen Äußerungen gegenüber Dritten gibt es dafür auch recht gute Gründe:

Zum einen ist es kaum möglich zu überprüfen, dass besagte angebliche Äußerungen auch wirklich getätigt wurden. Gerade im Falle einer rein mündlichen Äußerung, bei welcher die "Zeugen" vom Ableben des Betroffenen profitieren würden (etwa aufgrund von anstehenden Erbschaften), ist das extrem problematisch. Zum anderen kann man nicht sicher sein, dass die besagte Äußerung auch wirklich Ergebnis einer reflektierten Überlegung war und nicht nur "dahingesagt". Man kann sich im Falle einer Patientenverfügung halbwegs sicher sein, dass sie nicht aus einer Laune heraus geschrieben wird; die Aussage "so will ich nie enden" hat hingegen vielleicht nicht ganz dieselbe Tragweite, wenn sie in geselliger Runde nach dem vierten Bier getroffen wird.

Diese Einwände verlieren aber schnell an Überzeugungskraft, wenn die Quelle kein reines "Hörensagen" ist, sondern die Form eines längeren Briefwechsels oder gar einer wissenschaftlichen Arbeit zu dem Thema hat. Wenn jemand in einer solche Arbeit klar Stellung bezieht, dass eine Fortsetzung künstlicher Lebenserhaltung im Locked-in-Fall in seinen Augen unverantwortlich wäre, so ist schwer zu begründen, warum diese Arbeit bei der Frage nach seinem Willen einen geringeren Status als eine Patientenverfügung haben soll. Die Authentizität einer solchen Arbeit ist im Allgemeinen nicht strittig, und man wird wohl kaum annehmen, dass dem Verfassen einer solchen Arbeit ein geringeres Maß an Reflektion vorangeht als dem Unterzeichnen einer Patientenverfügung.

Aus diesem Grund ist es nicht sinnvoll, Patientenverfügungen automatisch einen höheren Status einzuräumen als anderen Quellen. Die Voraussetzung hierbei ist selbstverständlich, dass diese den Willen des Betroffenen in klarer Form wiedergeben. Solange man eine solche Quelle gesichert als authentisch ansehen kann (was zugegebener Maßen eher selten der Fall sein dürfte), und der darin enthaltenen Entscheidung offensichtlich ein Mindestmaß an ernsthafter Überlegung vorausgegangen ist, gibt es keinen Grund, sie nicht grundsätzlich ebenso ernst zu nehmen.

Sobald es allerdings gute Gründe gibt, an der Verlässlichkeit solcher Quellen zu zweifeln, wird es schwer, das Dilemma auf theoretischer Ebene zu lösen. Es ist zweifellos kaum zu vertreten, wenn Menschen, die sich explizit vor Dritten geäußert haben, gegen ihren Willen auf unbegrenzte Zeit künstlich am Leben erhalten werden. Auf der anderen Seite kann man auch kaum den diesbezüglichen Aussagen Dritter blind folgen, wenn es gute Gründe (wie etwa anstehende Erbschaften) gibt, deren Richtigkeit zu bezweifeln. Es mag zwar unbefriedigend sein, aber an dieser Stelle bleibt fast nur, auf den persönlichen Ermessensspielraum der verantwortlichen Personen zu verweisen.

Zu guter Letzt gibt es im Fall des Locked-in-Patienten noch die mögliche Situation, dass wirklich keinerlei Informationen über den Willen des Betroffenen vorliegen. Wir haben damit keine Möglichkeit mehr, uns bei irgendeiner den Patienten betreffenden Entscheidung an seinem Willen zu orientieren. Damit wird das Prinzip der Autonomie für den vorliegenden Fall praktisch völlig unanwendbar:

Wir haben nicht nur keine Möglichkeit, uns in Bezug auf eine Weiterführung bzw. eine Beendigung der künstlichen Lebenserhaltung nach dem Willen des Patienten zu richten. Der Autonomieverlust geht tiefer: Autonome Entscheidungen damit im Leben des Betroffenen spielen absolut keine Rolle mehr. Unabhängig davon, ob man die künstliche Lebenserhaltung weiterführt oder beendet, die Autonomie des Patienten ist vollständig und unwiederbringlich verloren. Das Prinzip der Autonomie wird damit für die Frage, wie man einen solchen Patienten behandeln soll, schlicht irrelevant. Was auch immer man sich zu tun entscheidet, es ist in diesem Fall nicht mehr möglich, der Entscheidung das Prinzip Autonomie zugrunde zu legen.

2.2.3 Eluana - Rolle der Autonomie bei Menschen, die keinen Willen mehr haben

Der Fall der Eluana ist, wie schon in Bezug auf die Würde, auch im Falle der Autonomie ein merkwürdiger Sonderfall. Da Eluana als Wachkomapatient keinen Willen mehr hat, dem man Geltung verschaffen könnte, ähnelt eine etwaige Patientenverfügung (oder andere als gesichert angesehen Quellen ihres früheren diesbezüglichen Willens) am ehesten einem Testament. Die Frage, ob der Inhalt der Verfügung ihren aktuellen diesbezüglichen Willen widerspiegelt, stellt sich, im Gegensatz zum Fall des Locked-in-Patienten, überhaupt nicht.

Welches moralische Gewicht kann also eine autonome Entscheidung besitzen, wenn der Wille, auf welchem die Entscheidung basierte, zum Zeitpunkt der Umsetzung überhaupt nicht mehr existiert? Zur Beantwortung dieser Frage muss man sich erst einmal im Klaren sein, warum ein Handeln gegen den früheren Willen Eluanas als falsch angesehen wird: zwei Erklärungen sind möglich:

Zum einen ließe sich das Gewicht, welches vergangenen autonomen Entscheidungen in Fällen von Wachkomapatienten beigemessen wird, mit den Bedürfnissen unserer Gesellschaft (bzw. ihrer Mitglieder) erklären. Uns gefällt der Gedanke nicht, dass wir selbst oder jene, die uns nahe stehen, auf Grund eines Unfalls als "moralisch irrelevantes *human vegetable*" behandelt werden. Deshalb, so könnte man argumentieren, behandeln wir Menschen, die eigentlich keinen Willen, kein Bewusstsein und keine Interessen mehr haben, nach wie vor als moralische Subjekte, deren frühere autonome Entscheidungen man ernst nehmen muss. Wenn man dieser Interpretation folgt, war die Frage, ob Eluana weiter künstlich am Leben erhalten werden sollte, im Grunde kein moralisches Problem. Höchstens die Leiden von Angehörigen, welche keine Möglichkeit hatten, die Tragödie hinter sich zu lassen und von ihr Abschied zu nehmen, hätten demnach bei einer moralischen Evaluation der Sache eine Rolle spielen können. Allerdings wird es wohl den meisten Menschen widerstreben, den Respekt vor dem Willen von Wachkomapatienten als irrationale Form von Animismus zu werten. Wir sehen unheilbare Wachkomapatienten eben nicht als moralisch irrelevante Objekte mit sentimentalem Wert an.

Damit bleibt die Interpretation, dass man unheilbare Wachkomapatienten in irgendeiner Form ein Unrecht tut, wenn man ihren Willen ignoriert. Worin aber kann dieses Unrecht an Menschen, deren Verstand und Empfindungsfähigkeit verloren ist, denn genau bestehen? Offensichtlich ist es unmöglich, ihnen Leid oder auch nur Ungemach zuzufügen. Es stellt sich die Frage, inwiefern Menschen in einem solchen Zustand noch Interessen besitzen, die verletzt werden könnten.

Eine mögliche Begründung basiert auf der Kontinuität von langfristigen Projekten und Zielen der Person. Wie schon erwähnt, sind langfristige Projekte und Lebensziele ein wichtiger Aspekt des Rechtes auf Autonomie. Nun sind ein guter Teil solcher Projekte nicht darauf ausgelegt, mit dem Tod des Akteurs zu enden. Im Gegenteil zielen viele der zentralen langfristigen Pläne von Menschen auf eine Zeit nach dem Tod des Betroffenen. Es ist eine Eigenart des Menschen, auch Wünsche und Ziele zu haben, die nicht auf das eigene Erfahren und die eigenen Bedürfnisse begrenzt sind. Es gibt wünschens- und erstrebenswerte Güter, die in ihrem Wert unabhängig davon sind, ob die betreffende Person noch die Möglichkeit hat, über dieses Gut zu verfügen, oder auch nur von ihrer Wunscherfüllung erfährt.

Beispiele dafür mögen etwa Betätigungen im Tierschutz sein oder auch schlicht ein Bemühen um das Wohl und die Absicherung der Kinder und Kindeskinder. Es gibt gute Gründe anzunehmen, dass Pläne dieser Art bei vielen Menschen einen extrem hohen Stellenwert einnehmen. Wir sehen es nicht als irrational oder verrückt an, wenn Menschen bereit sind, für gewisse Ziele dieser Art ihr Leben zu opfern.[60]

Gehen wir nun einmal davon aus, dass das Recht auf Autonomie auch in Bezug auf solche langfristigen Projekte ernst zu nehmen ist, die auf eine Zeit nach dem eigenen Ableben abzielen. Dies ist schwer mit der Idee zu verbinden, dass autonome Entscheidungen mit dem Verschwinden des Verstandes (oder mit

---

60 Vgl. Nida-Rümelin: Wert des Lebens S. 373

dem Tod) des Betroffenen jeden Wert und jegliche bindende Kraft verlieren. Das Recht, Projekte dieser Art zu verfolgen, verliert seinen Wert, wenn autonome Entscheidungen mit dem Tod oder dem Verlust der Vernunft des Betroffenen als irrelevant behandelt und ignoriert werden können. Ein staatlich geschütztes Recht, langfristige individuelle Ziele verfolgen zu dürfen, ist wertlos, wenn der Betroffene weiß, dass ein Erreichen des Ziels gleichzeitig durch den Staat unmöglich gemacht wird.

Nun ist ein Grund, weshalb der Gedanke an eine Existenz als dauerhafter Wachkomapatient für manche Menschen als unerträglich empfunden wird, die Tatsache, dass damit Projekte untergraben oder geschädigt werden können, die dem Betroffenen wichtig sind und in die er unter Umständen beträchtliche Mühen investiert hat. Das alltäglichste Beispiel dafür ist das Bemühen um das Wohlergehen der eigenen Nachkommenschaft, das zu den Hauptprojekten einer Vielzahl von Menschen zählt. Die Sorge um seine Kinder und Kindeskinder äußert sich unter anderem regelmäßig darin, dass der Betroffene deren Wohl auch in Bezug auf eine Zeit nach seinem Tod sicherzustellen versucht. Eine Person mag etwa ihr Leben dem Versuch gewidmet haben, ihren Kindern, Enkel oder Neffen ein gutes, erfülltes, und sorgenfreies Leben zu ermöglichen. Sagen wir, sie hat zu Lebzeiten[61] ihr Bestes getan, Sorgen und Nöte von diesen ihr nahe stehenden Menschen fernzuhalten. Ein Schicksal als jahrelang dahinvegetierender Wachkomapatient mag einer solchen Person als unerträglich erscheinen. Sie wäre damit die Ursache dafür, dass gerade den Menschen enorme und schmerzliche Belastung auferlegt würde, die sie immer davor schützen wollte.

Ein ähnliches Problem ergibt sich bei Personen, für die es ein zentrales Handlungsmotiv war, den Menschen, die sie kannten, auf eine bestimmte Art (sei es als Lebemann oder seriöser Sportler) in Erinnerung bleiben zu wollen. Auch hier unterminiert die Existenz als Wachkomapatient den Erfolg der Bemühungen und Ziele, die sie zu Lebzeiten verfolgten. Mehr als sechzehn Jahre als Wachkomapatient[62] tendieren nun dazu, alle anderen Erinnerungen an eine Person zu überschatten.

Man kann also argumentieren, dass ein substanzieller Schutz der Autonomie einer Person zu Lebenszeit nur dann gegeben ist, wenn man seine autonomen Entscheidungen auch zu einem späteren Zeitpunkt noch respektiert. Ein Schutz der Autonomie, welcher mit dem Verschwinden des Verstandes vollständig ver-

---

61   Der Begriff der "Lebzeiten" ist an dieser Stelle offensichtlich nicht ganz korrekt. Mangels Alternative möchte ich ihn dennoch verwenden, um die Zeit zu bezeichnen, die vor dem Wachkoma lag, und in welcher der Betroffene noch höhere Hirnfunktionen hatte, und damit Ziele haben, sowie agieren konnte. Es dient der Verständlichkeit des Arguments eher, als platzaufwändige Umschreibungen.

62   Eluana - siehe Einführung

fällt, ist gerade in Hinblick auf den Schutz von langfristigen Lebensplänen (aber auch in Bezug auf das Recht auf Selbstdarstellung) bestenfalls lückenhaft und schlimmstenfalls nutzlos. Die Schutzwürdigkeit unserer autonomen Entscheidungen im Falle eines Wachkomas basiert also weniger auf unseren Interessen zum Zeitpunkt des Komas. Sie basiert auf unserem Interesse und Recht auf Autonomie zum Zeitpunkt der Entscheidung.

Frühere Entscheidungen der Person dürfen also in Fällen, wie dem von Eluana, auf keinen Fall ignoriert werden, auch wenn der Wille, der hinter diesen Entscheidungen stand, nicht mehr existiert. Es war wohl nicht Teil ihrer Lebenspläne, als fast Hirntote das Leben ihrer Familie über Jahre hinweg zu dominieren. Auch darf bezweifelt werden, dass die traurige Berühmtheit, die ihr zuteil wurde, ein Aspekt ihrer Lebensplanung war. Indem man sie gegen ihren explizit geäußerten Willen mehr als eineinhalb Jahrzehnte im Wachkoma dahinvegetieren ließ, hat man der Person, die sie einmal war, zweifellos ein Unrecht getan.

In Bezug auf das Verhältnis von Patientenverfügungen und anderen Informationsquellen des früheren Willens einer Person gilt im Übrigen Ähnliches, wie im Fall des Wachkomapatienten. Die beiden unterscheiden sich in dieser Beziehung praktisch nicht, und so möchte ich mich hier nicht wiederholen. Gleiches gilt im Falle eines völligen Fehlens von Informationen über ihren früheren Willen. Der Parameter der Autonomie ist dann nicht mehr anwendbar.

Die letzte Frage, die man hier stellen könnte, ist die, ob es in diesem Zusammenhang noch einen Unterschied macht, ob der Betroffene biologisch noch am Leben ist. Gibt es einen substantiellen Unterschied zwischen Patientenverfügungen von Wachkomapatienten und den Testamenten von Toten? Ich werde darauf nicht genauer eingehen. Die Behandlung von Toten ist eigentlich nicht Thema dieser Arbeit. Nichtsdestoweniger soll zumindest angemerkt werden, dass etwa die Begründung des normativen Gehalts von Testamenten in ähnlichen Linien verlaufen könnte, wie dies hier im Fall der Patientenverfügung bei Wachkomapatienten skizziert wurde.

3. Leben: Interesse, Recht oder unabhängiger Wert?

3.1 Leben als auf Interessen basiertes Recht und die Rolle des Paternalismus

Ich möchte mich an dieser Stelle nicht näher in Argumentationen vertiefen, dass oder warum ein Recht auf Leben besteht. Die Existenz eines solchen Rechts wird kaum jemand bestreiten, der nicht gerade Konzepte von individuellen Freiheiten und persönlichen Rechten generell ablehnt. Insofern werde ich im Folgenden einfach davon ausgehen, dass ein Recht auf Leben mindestens im Sinne eines Interventionsverbots existiert. Wir haben ein Recht darauf, nicht durch die Handlungen Anderer oder durch den Staat aus dem Leben gerissen zu werden.

Natürlich hat das Recht auf Leben eine gewisse Sonderstellung unter den Rechten. Das Leben ist die Bedingung, um überhaupt so etwas wie Rechte oder Interessen besitzen zu können. Das mag dazu verleiten, das Recht auf Leben weniger als eigenständiges Recht, denn als Bedingung für Rechte überhaupt zu interpretieren. Das Recht auf Leben ist aber mehr als nur eine Ansammlung oder logische Folge von eigentlich unabhängigen Ansprüchen. Wer mich umbringt, nimmt mir zwar gleichzeitig die Möglichkeit, Dinge zu besitzen, meine Karriere zu verfolgen, oder so etwas wie Selbstachtung zu erhalten. Er verletzt aber nicht nur mein Recht daran, diese Dinge zu tun oder zu haben, er verletzt in erster Linie mein Recht auf Leben, welches auch unabhängig von ihnen besteht.

Auch wenn ich an dieser Stelle auf eine genaue Erörterung verschiedener Konzeptionen von Rechten verzichten will, möchte ich zwei generelle Annahmen über die Rechte einer Person machen, die ich im Folgenden näher begründen werde.

Die eine Annahme ist, dass Personen im Normalfall nicht verpflichtet sind, ihre Rechte wahrzunehmen. Es ist möglich, auf ein Recht, oder zumindest auf die Durchsetzung eines Rechts in einem bestimmten Fall, zu verzichten.

Die andere Annahme ist, dass das Recht auf Leben, wie auch jedes andere Rechte in irgendeiner Form auf den Interessen des Rechteinhabers basieren muss. Es kann kein Recht existieren, an dem der Rechtsinhaber unter keinen Umständen Interesse haben kann. Damit ist der Begriff des Rechts zentral mit dem des Interesses verbunden. Wenn man von einem unveräußerlichen Grundrecht auf Leben redet, dann nicht zuletzt deshalb, weil man (zu Recht) davon ausgeht, das dies ein fundamentales Interesse des Menschen schützt.

Dabei soll im Folgenden kaum zwischen moralischen und juristischen Rechten unterschieden werden. Ich möchte die gravierenden Unterschiede zwischen den beiden zwar nicht in Zweifel ziehen; aber zum einen liegen moralische und juristische Rechte der Person zumindest im Fall der zentralen Menschenrechte (zu denen ein Recht auf Leben doch zweifellos gehört) sehr nah beieinander. Es ist ja gerade der Anspruch dieser Art von (nichtsdestoweniger juristischen) Rechten, dass sie eher auf normativen moralischen Prinzipien basieren, als auf der Gesetzgebung spezifischer Länder. Moralisches und juristisches Recht weist hier einen hohen Grad an Verschmelzung auf. Zum anderen gelten die beiden oben genannten Annahmen für beide Formen von Rechten.

Zu guter letzt möchte ich noch auf ein verwandtes, für die Diskussion um Sterbehilfe und die Beendigung künstlicher Lebenserhaltung gerne herangezogenes Konzept eingehen, nämlich auf das des Paternalismus. Die paternalistische Intervention ist, ähnlich wie das Recht, untrennbar mit den Interessen des Betroffenen verbunden.

3.1.1 Das Interesse des Betroffenen als Basis eines Rechts auf Leben

Sobald man davon ausgeht, dass ein Recht mehr ist, als eine vom Staat verabschiedete Regel, liegt es nahe anzunehmen, dass besagtes Recht auf den Interessen der Person basieren muss. Das spiegelt sich auch in den einflussreicheren Konzepten über das Wesen von Rechten wieder. Joseph Raz schlägt etwa folgende Definition von Rechten vor:

„ 'X has a right' if, and only if, X can have rights, and, other things being equal an aspect of X's well-being (his interest) is sufficient reason for holding some other person(s) to be under a duty. [...]An individual is capable of having rights only if either his well-being is of ultimate value or he is an 'artificial person' (e.g. a corporation). "[63]

Auch weniger theoretische Konzeptionen von Rechten, wie die deutsche oder angloamerikanische Kriminalisierungstheorie gehen in diese Richtung. Auch sie *„stellt [...] maßgeblich den Schutz von Interessen. Die deutsche Rechtsgutstheorie beschäftigt sich mit Gütern und Interessen, die vom Strafrecht geschützt werden sollen. Die angloamerikanische Kriminalisierungstheorie, besonders seit Joel Feinbergs einflussreichen Studien in den 80er Jahren, weist eine vergleichbare Betonung auf. Feinbergs so genanntes Harm Principle schützt die Person gegen Interessenverletzungen von Dritten. "*[64]

---

63 Raz: the morality of freedom S.166
64 von Hirsch; Schorscher: Nachwort: Indirekter Paternalismus und die normative Basis des Tötung-auf-Verlangensverbot - Replik an Dietmar von der Pfordten, S.334-334

An dieser Stelle stellt sich die Frage, was genau mit Interesse gemeint ist. Ich werde in dieser Arbeit einen sehr weiten Interessenbegriff verwenden. Verschiedene Konzepte von Rechten verwenden unterschiedlich starke Interessenkonzepte, aber je genauer und begrenzter der Interessensbegriff, desto stärker legt man sich auf bestimmte Rechtskonzepte fest.

Für die Zwecke dieser Arbeit genügt es, den Begriff des (begründeten) Interesses so zu verstehen, dass es zum einen ein wollenswertes Gut bezeichnet (sei es materiell oder immateriell). Allerdings muss es etwas sein, das der Betroffene vernünftigerweise erwarten kann oder bei dem es zumindest gute Gründe gibt, sich diesbezüglich Hoffnungen zu machen. Grundsätzlich ist festzuhalten, dass zwar jedes Recht ein Interesse schützen muss, umgekehrt aber auf keinen Fall jedes Interesse automatisch ein Recht gebiert.

Diese Definition basiert auf folgenden Überlegungen: Zum einen ist die Bedingung dafür, dass ich von etwas überhaupt als "Interesse" sprechen kann, dass es für mich in irgendeiner Form wertvoll, nützlich und "wollenswert" ist. Das gilt für jede Form von Interessen und ist gewissermaßen ihr Kern, was selbstverständlich aber nicht heißt, dass jedes Interesse das gleiche Gewicht hätte: Es gibt völlig banale Interessen, auf die zu verzichten zum Teil schon als Gebot der Höflichkeit gilt. Wenn wir hingegen von einem zentralen Interesse des Menschen reden, meinen wir damit, dass dieses Interesse für die Lebensqualität des jeweiligen von entscheidender Bedeutung und damit für den Betroffenen unbedingt wertvoll und wünschenswert ist. Ein begründetes Interesse muss aber zusätzlich etwas sein, von dem ich mindestens sinnvoller Weise annehmen kann, dass ich es bekommen könnte, wenn nicht sogar sollte: Die Vermeidung eines Bankrotts mag ein zentrales Interesse des Inhabers einer Firma sein, ein Lottogewinn ist es sicher nicht. Es ist nur sinnvoll, von einem begründeten Interesse an einem Gut (sei es materiell oder immateriell) zu sprechen, wenn man die notwendigen Bedingungen erfüllt, um als möglicher "Inhaber" dieses Gutes in Frage zu kommen.

Diese Definition ist, wie schon erwähnt, sehr viel schwächer als vieles, was in der diesbezüglichen Diskussion sonst zur Anwendung kommt.[65] Sie stellt gewisser Maßen ein Minimalanforderung da, der man genügen sollte, um sinnvoller Weise von einem begründeten Interesse reden zu können.

---

65   Ein Beispiel eines sehr viel ambitionierteren Interessekonzeption kommt etwa hier zum Einsatz: Andrew von Hirsch: Injury and Exasperation: An Examination of Harm to Others and Offense to Others S.701*"To assert I have an interest in X entails not only that X would benefit me but that X is something that I or persons like me have some colorable claim to. That claim is prima facie only: it is not yet a moral entitlement, or a legal right."*

Ich möchte an dieser Stelle nicht allzu genau auf die einzelnen Konzeptionen von Rechten eingehen. Unabhängig ob und welchen von ihnen man nun im Einzelnen zustimmt, erscheint es doch klar, dass es notwendiger Weise einen Bezug zwischen Rechten und Interessen der Person geben muss. Der Inhalt eines Rechts muss in irgendeiner Form ein (wichtiges) Interesse der Person schütze oder zumindest darauf ausgelegt sein:

"Individuelle Rechte sind begrifflich und normativ sowohl mit Interessen, als auch mit Willensäußerungen verknüpft. Es erscheint sinnlos, Entitäten, die keine Interessen haben, moralische Rechte zuzuschreiben."[66] Ebenso ist es unsinnig, Personen Rechte zuzuschreiben, welche auf keinen Fall im Interesse eines Menschen sein können.

Zwar hätte ein Staat zweifellos die Möglichkeit, ein Gesetz zu verabschieden, dem zufolge etwa wohlhabende Menschen das "Recht" hätten, die doppelte Menge an Steuern zahlen zu dürfen. Allerdings würde man die Verwendung des Begriffs eines "Rechts" an dieser Stelle als fehlgeleitet ablehnen. Man hat im Grundsatz kein Interesse an erhöhten Steuern. Ein Recht auf etwas zu haben bedeutet, dieses "Etwas" von Dritten einfordern zu können - ein solcher Anspruch macht nur Sinn, wenn dieses "Etwas" für den Rechtsinhaber grundsätzlich in irgendeiner Form wünschenswert sein kann.

Damit soll weder impliziert werden, dass jedes Interesse des Menschen ein Recht nach sich zieht, noch dass jede Person ein aktives Interesse an jedem ihrer Rechte haben muss. Ich mag ein Interesse daran haben, dass niemand meiner Erbtante von kriminellen Machenschaften meinerseits erzählt, wenn dies dazu führen könnte, dass sie mich enterbt. Daraus ergibt sich aber selbstverständlich kein Recht auf eine solche Erbschaft, oder auf ein Stillschweigen der Geschädigten. Es braucht zweifellos mehr als bloße Interessen, um einen Anspruch im Sinne eines Rechts zu begründen.

Umgekehrt ist es selbstverständlich auch möglich, dass ich ein Recht auf ein Grundstück habe, es allerdings nicht in meinem Interesse liegt, das Grundstück zu besitzen. Dies mag daran liegen, dass es auf Grund von strengen Denkmalschutzbestimmungen mehr Aufwand als Nutzen bringen würde oder jeglicher größere Besitz meiner Karriere in einer sozialistisch geprägten Partei hinderlich wäre. Das heißt aber nicht, dass hier ein Recht existiert, das völlig unabhängig von meinen Interessen wäre. Rechte kommen Personen zu, weil sie über bestimmte allgemeine Eigenschaften verfügen: sie sind menschliche Wesen, Empfänger von Erbschaften, Staatsangehörige eines bestimmten Staates, etc.. Ihre Rechte dienen ihren Interessen als Personen mit diesen Eigenschaften, besagte

---

66 Nida-Rümelin: Wert des Lebens S. 395

Rechte können aber durchaus ihren Gesamtinteressen widersprechen.[67] Man würde nicht von einem Recht des Besitzers an seinem Grund und Boden ausgehen, wenn der Besitz von Land grundsätzlich nicht im Interesse von Personen wäre. Die Tatsache, dass der Besitz eines spezifischen Stückes Land unter Umständen für mich persönlich mehr Arbeit als Nutzen bedeutet, oder dass ich aufgrund von Parteipolitischen Erwägungen mit dem Besitz generell nichts anfangen kann, ändert daran nichts.

In diesem Sinne muss man davon ausgehen, dass auch das Recht auf Leben auf den Interessen der jeweiligen Person basiert und ihnen entspricht. Diese Annahme ist im Normalfall nicht weiter problematisch, ein Recht darauf, nicht durch die Handlungen und Entscheidungen Dritter umzukommen, ist im Normalfall von dem Interesse des Rechtsinhabers abgedeckt. Die meisten Menschen würden zweifellos und auch zurecht ein Interesse daran bekunden, dass ihr Leben nicht vorzeitig beendet wird. In unseren drei Fällen ist diese für gewöhnlich existierende Parallele zwischen dem Recht auf und dem Interesse zu leben aber nicht mehr unbedingt gegeben.

3.1.2 Verzicht auf das Recht auf Leben

Die zweite Annahme ist, dass wir nicht verpflichtet sind, unsere Rechte immer in Anspruch zu nehmen.[68] *"Wer versucht, eine kohärente ethische Position auf der Grundlage einer Zuschreibung individueller Rechte zu entwickeln, [ist darauf festgelegt,] dass Personen denen individuelle Rechte zugeschrieben werden, die Freiheit haben, auf ihre Beachtung zu verzichten."*[69]

Im Falle von "veräußerbaren" Rechten, welche durch Versprechen, Verträge oder Ähnliches zustande kommen, ist die Annahme mit Sicherheit unproblematisch. Beispiele dafür wären etwa die Rechte, welche aus meinem Status als Erbe, Empfänger eines Versprechens oder auch als Staatsbürger (welche man zumindest im Fall einer doppelten Staatsbürgerschaft auch aufgeben kann) hervor-

---

67 Raz: the morality of freedom S.180 „*rights are vested in right-holders because they possess certain general characteristics; they are beneficiaries of Promises, nationals of a certain state, etc. Their rights serve their interests as persons with those characteristics, but they may be against their interests overall."*

68 Theoretiker, die von der Existenz moralischer Rechte gegen sich selbst ausgehen, würden an dieser Stelle mit Sicherheit widersprechen. Es macht nicht viel Sinn, von einem Recht gegen sich selbst zu sprechen, wenn man auf das besagte Recht nach Belieben verzichten kann. Auf das Problem von Rechten gegen sich selbst werde ich später genauer eingehen.

69 Nida-Rümelin: Wert des Lebens S. 395

gehen. Ich möchte mich hier allerdings nicht weiter mit dieser Form von Rechten beschäftigen. Die Tatsache, dass man sowohl auf Rechte dieser Art wie auch ihre praktische Anwendung ohne weiteres teilweise oder vollständig verzichten kann, ist für eine Betrachtung des Rechts auf Leben nur bedingt interessant. Es gibt doch grundsätzliche Unterschiede zwischen fundamentalen Grundrechten und jenen Ansprüchen, welche mit einer Erbschaft einhergehen.

Wenn von einem Recht auf Leben die Rede ist, so zählt man dieses Recht üblicherweise zu den unveräußerlichen Menschenrechten, ähnlich wie das Recht auf Autonomie oder auch Menschenwürde. Diese Rechte basieren nicht auf irgendeinem "ablegbaren" Status, wie dem des Besitzers oder Erben, sondern kommen einem, so zumindest die übliche Interpretation, auf Grund des "Menschseins" zu. Insofern ist die Frage, ob und in welcher Form man auf Rechte dieser Art verzichten kann, sehr viel prekärer.

Grundsätzlich lassen sich in diesem Zusammenhang drei verschiedene Formen der "Nicht-Inanspruchnahme" von Rechten unterscheiden:

Die eine Form ist der zeitlich und inhaltlich begrenzte Verzicht. Diese Form des Verzichts auf grundlegende Rechte ist insbesondere im Fall der Autonomie alltäglich, und zumindest in unserer Lebenswelt auch unverzichtbar. Jede Form von vertraglicher Bindung bringt einen Verlust an Entscheidungsfreiheit mit sich. Dieser Verlust kann in Einzelfällen recht weit gehen, etwa wenn man auf Grund älterer vertraglichen Bindungen in Form von Schulden Eigenheim und Arbeit verliert. Der Verlust kann sich in solchen Fällen auf die zentralen langfristigen Pläne des Betroffenen erstrecken. Er ist also keineswegs trivial. Nichtsdestoweniger wäre unser gesamtes Geschäftsleben unmöglich, wenn man nicht die Möglichkeit hätte, seine jetzige und auch zukünftige Entscheidungsfreiheit in dieser Form einzuschränken bzw. zu riskieren. Wichtig ist dabei allerdings zu beachten, dass an dieser Stelle nicht das Recht auf Autonomie generell aufgegeben wird, sondern nur in zeitlich und inhaltlich begrenzter Form eingeschränkt wird. Man bürgt mit dem Besitz eines Hauses, nicht mit seinem Körper oder dem generellen Recht, etwas besitzen zu können.

Nun ist eine solche Begrenztheit im Falle eines Verzichts auf die Anwendung des Rechts auf Leben etwas schwierig. Während man für eine gewisse Zeit einen begrenzten Teil seiner Autonomie aufgeben kann, ist dieses Modell im Grunde nicht auf das Recht auf Leben übertragbar. Das Leben ist - im Gegensatz zu der Autonomie - weder zurück zu erlangen noch teilbar. Man kann nicht "ein bisschen" und "nur für begrenzte Zeit" aus dem Leben scheiden. Der Tod hat immer einen sehr finalen und allumfassenden Charakter, welcher Einschränkungen der Autonomie fehlt.

Alternativ ließe sich der Verzicht auf ein Recht so interpretieren, dass man besagtes Recht vollständig aufgibt. Die meisten Theoretiker stimmen überein, dass dies im Falle von fundamentalen Menschenrechten nicht möglich ist. Der paradigmatische Fall dafür ist die Veräußerung der Autonomie durch den Verkauf der eigenen Person in die Sklaverei.

Vor diesem Hintergrund sind Praktiken wie langjährige Gefängnisstrafen oder Militärdienst allerdings etwas fragwürdig. Beide Praktiken gehen mit einem zwar zeitlich begrenzten, aber doch fast völligen Verlust der Entscheidungsfreiheit einher. Sobald man verurteilt wurde, bzw. sich für eine bestimmte Zeit zum Militärdienst gemeldet hat, (egal ob auf Grund eines verpflichtenden Militärdienstes oder freiwillig) verliert man weite Teile seiner Entscheidungsfreiheit fast vollständig. Es liegt nahe, dies als Verlust des Rechts auf Autonomie zu interpretieren, insbesondere da der Verlust auch alle Aspekte der Autonomie betrifft: Die Kontrolle über kurzfristige Handlungen sind ebenso massiv eingeschränkt wie langfristige Pläne oder die freie Selbstdarstellung. Gerade im Fall des Militärdienstes, welcher von den Betroffenen fordert, sich zusätzlich der Gefahr von schweren Verletzungen auszusetzen, ist auch die Kontrolle über den physischen Zustand des eigenen Körper zumindest potentiell sehr eingeschränkt. Ein jeder Versuch, Teile der seiner Entscheidungsfreiheit durch Fahnenflucht oder Ausbruch aus dem Gefängnis zurück zu erlangen, ist dabei strafbar.

Diese Beispiele legen die Vermutung nahe, dass die grundsätzliche und unbedingte Unveräußerlichkeit von Grundrechten zumindest im Falle der persönlichen Freiheit nicht unserer Praxis entspricht. Warum also herrscht ein solcher Konsens darüber, dass ein Verkauf der eigenen Person in Leibeigenschaft unzulässig ist, selbst wenn der Betroffene (abgesehen vom Verlust der Autonomie) die gleichen Rechte behält, wie sie etwa einem Gefangenen oder Soldaten auch zustehen? Zwei Antworten wären denkbar:

Zum einen ließe sich argumentieren, dass in den genannten Fällen der Gefängnisstrafe oder des Militärs gar keinen (freiwilligen und unfreiwilligen) Verlust des Rechts auf Autonomie darstellt. Zwar seien gewisse Aspekte der Entscheidungsfreiheit stark eingeschränkt, die Person behielte aber das grundsätzliche Recht auf Autonomie. Es handelte sich also lediglich um eine besonders weitgehende Form der gleichen Art von eingeschränktem Autonomieverlust, wie sie etwa im Fall von Verträgen vorhanden ist. Die zwar massiv eingeschränkten aber doch noch vorhandenen und vor allem einklagbaren Freiheiten eines Gefangenen oder Soldaten in Deutschland oder anderen liberalen Demokratien stützen diese Argumentationslinie. Sie ist aber abhängig davon, dass die Zustände in Gefängnissen und beim Militär auch wirklich so sind, dass die Betroffenen geschützte, und vor allem für ihr Leben relevante[70] Bereiche der Autonomie besitzen.

Die alternative Antwort wäre, dass Verbot der Veräußerung der eigenen Person in die Sklaverei als Form von Paternalismus zu interpretieren. Demnach gäbe es keine wirklich "unveräußerlichen" Rechte. Da man aber legitimer Weise annehmen kann, dass ein völliger Verlust der Rechte auf Autonomie, Menschenwürde oder körperliche Unversehrtheit nie im Interesse des Betroffenen ist, verbieten wir ihm die Veräußerung von Autonomie oder anderer zentraler Menschenrechte aus paternalistischen Gründen. Die Frage nach der Zulässigkeit eines Verzichts auf das Recht auf Leben in unseren drei Fällen wäre demnach ein rein paternalistisches Problem.[71] Diese Form der Argumentation hätte natürlich den gravierenden Nachteil, dass damit der Status der Menschenrechte insgesamt massiv geschwächt würde, was zumindest aus liberaler Sicht nicht wünschenswert ist, und auch dem Grundgedanken der Menschenrechte an sich widerspricht.

Die dritte Interpretation einer "Nicht-Inanspruchnahme" des Rechts auf Leben wäre, dass es sich hier überhaupt nicht um einen Verzicht handelt. Das besagte Recht bezieht sich demnach, ebenso wie Würde oder körperliche Unversehrtheit, nur auf *unerwünschte* Eingriffe. Im Falle des Rechts auf körperliche Unversehrtheit bei Operationen ist dies ohne weiteres nachvollziehbar: So geht eine Operation, welcher ich zugestimmt habe, nicht mit irgendeiner Form von Verzicht auf mein Recht auf körperliche Unversehrtheit einher, sei dieser Verzicht nun teilweise oder vollständig. Eine Operation, der ich mich willentlich unterziehe, berührt mein Recht auf körperliche Unversehrtheit überhaupt nicht. Dies gilt im Übrigen nicht nur für Operationen, welche klar in meinem (objektiven) Interesse sind: gerade im Falle vieler Schönheitsoperationen kann dies bezweifelt werden. Aber auch sie stellen keinen Verstoß gegen das Recht auf körperliche Unverletzlichkeit dar.

Die Tatsache, dass es sich hier nicht um einen Fall einer Einschränkung eines Rechts handelt, zeigt sich nicht zuletzt darin, dass ich jederzeit und auch im letzten Moment die Möglichkeit und das Recht habe, meine diesbezügliche Entscheidung zu ändern. Ich habe zweifellos das Recht, selbst wenige Sekunden vor dem Beginn der Narkose eine geplante Operation abzusagen. Dies ist ein gravierender Unterschied zu Situationen, in denen eine echte Einschränkung eines

---

70 Eine autonome Freiheit, welche sich ausschließlich auf kurzfristige und im Kern irrelevante Entscheidungen beschränkt (wie etwa etwas früher oder später essen zu können), ist keine.
So auch Raz: the morality of freedom S.374 (example of the "man in the pit")
71 Auf Paternalismus werde ich im folgenden Teilkapitel näher eingehen.

Rechts vorliegt: Im Falle von einer durch vertragliche Bindungen eingeschränkten Autonomie kann ich nicht ohne weiteres die Meinung ändern. Der Vertragspartner hat einen Anspruch darauf, dass ich meinen Teil des Vertrags erfülle.

Ein weiteres Beispiel wäre die Menschenwürde im Zusammenhang mit demütigenden Sexualpraktiken. Eine Demütigung, welche vom Betroffenen explizit und zum eigenen Lustgewinn erwünscht ist, ist nicht etwa ein Verstoß gegen das Recht auf Würde oder auch nur ein (teilweiser) Verzicht auf dieses Recht. Solche Praktiken berühren das Recht auf Würde überhaupt nicht. Das Recht auf Würde bezieht sich nur auf unerwünschte Formen der Demütigung.

Der Grund dafür ist, dass Rechte wie der Schutz der körperlichen Unversehrtheit oder der Würde in erster Linie existieren, um grundlegende und zentrale Interessen des Menschen zu schützen. Man geht mit gutem Grund davon aus, dass es unmöglich ist, ein halbwegs erfülltes Leben zu führen, wenn man gegen seinen Willen körperlichen Übergriffen oder fundamentalen Demütigungen ausgesetzt ist. Operationen oder Besuche in Dominastudios, zu denen man sich frei entscheidet, gefährden besagte fundamentale Interessen aber in keiner Weise. Insofern wäre es unsinnig, Menschenrechte in irgendeiner Form auf solche Fälle anwenden zu wollen.

Abschließend lässt sich an dieser Stelle feststellen, dass wir ausgehend von unserer Lebenspraxis zumindest von der Legitimität der ersten und dritten der hier skizzierten Formen von "Nicht-Inanspruchnahme" von Rechten ausgehen müssen:

Ohne die Möglichkeit einer teilweisen Veräußerung unserer Autonomie (welche zweifellos zu den so genannten Grundrechten gehört) wäre unser Zusammenleben nicht möglich. Versprechen, Verträge, Fürsorgeansprüche von Kindern an ihre Eltern, das alles wäre nichtig. Diese erste Form eines partiellen Verzichts auf ein Recht lässt sich aber nicht auf das Recht auf Leben anwenden. Man kann auf das Recht auf Leben nicht "partiell" verzichten.

Auch die dritte Form der hier diskutierten Form der "Nicht-Inanspruchnahme" von Rechten muss als legitim angesehen werden: Es ist nur sinnvoll, davon auszugehen, dass Rechte den Menschen ausschließlich vor *unerwünschten* Interventionen schützen. Ansonsten würde die Grenze zwischen Recht und Pflicht verschwimmen, und gerade Operationen müssten als Verstoß gegen das Recht auf körperliche Unversehrtheit gewertet werden. Diese Form der "Nicht-Inanspruchnahme" von Rechten lässt sich auch problemlos auf das Recht auf Leben anwenden.

Was unter anderem für eine solche Interpretation des Rechts auf Leben gerade im Fall der Beendigung der künstlichen Lebenserhaltung spricht, ist die Tatsache, dass eine Bitte um eine Beendigung von lebenserhaltenden Maßnamen nicht bedeutet, dass der Jeweilige sein Recht auf Leben generell aufgibt und sich damit in irgendeiner Form als vogelfrei erklärt. Eine Bitte um die Beendigung der künstlichen Lebenserhaltung ist das Verlangen nach einer spezifischen Form des Sterbenlassens. Die Tatsache, dass ein Patient danach verlangt, seine künstliche Ernährung abzustellen, gibt mir nicht das Recht, ihn aus dem Fenster zu werfen, zu vergiften oder sein Beatmungsgerät abzustellen. Formen der Tötung, welche von seinen diesbezüglichen Präferenzen abweichen, sind und bleiben Totschlag oder Mord, und das zu Recht.

Der Grund hierfür ist nicht allein in der Unterscheidung zwischen einem "Sterbenlassen" und einer Tötung zu suchen. Eine Bitte um die Beendigung der künstlichen Lebenserhaltung ist vor allem deshalb nicht als Verzicht auf das Recht auf Leben in irgend einer Form zu interpretieren, weil der Verzicht auf ein Recht notwendiger Weise einen Verlust an Kontrolle über irgendeinen Aspekt des eigenen Lebens impliziert. Wenn ich meine Autonomie durch vertragliche Verpflichtungen einschränke, muss ich damit den Vertrag erfüllen, unabhängig davon, ob es noch meinem Willen entspricht. Damit gebe ich die Kontrolle über einen gewissen (wenn auch meist recht kleinen) Aspekt mein Leben ab. Im Falle einer Bitte um die Beendigung der künstlichen Lebenserhaltung trifft das nicht zu. Man wird einen gelähmten Patienten, welcher seinen Todeswunsch wahrnehmbar widerruft, nicht mit Verweis auf vertragliche Verbindlichkeiten gegen seinen Willen verhungern lassen.

Die Tatsache, dass Personen wie Eluana oder der Locked-in-Patient keine Möglichkeit haben, ihre früheren Entscheidungen für andere sichtbar zu revidieren, ändert an letzterem Punkt nichts. Es macht einen großen Unterschied, ob ich meine Meinung nicht revidieren kann, weil ich das Recht dazu abgegeben habe, oder weil ich zu krank bin, mich zu äußern. Der Staat hat weder die Pflicht noch die Möglichkeit zu verhindern, dass manche Menschen zu krank werden, als dass sie ihre Rechte voll ausschöpfen könnten.

Diese dritte Interpretation der "Nicht-Inanspruchnahme" eines Rechts scheint im Falle der Beendigung der künstlichen Lebenserhaltung die sinnvollste zu sein. Es ist an dieser Stelle nicht nachvollziehbar anzunehmen, dass der Betroffene hier sein Recht in irgendeiner Form aufgibt. Die Interpretation, dass sich das Recht auf Leben, ähnlich wie das Recht auf körperliche Unversehrtheit, nur auf *unerwünschte* Interventionen bezieht, erscheint an dieser Stelle sehr viel plausibler.

3.1.3 Interesse und Paternalismus

Paternalismus bezeichnet staatliche Intervention zum *"Schutz einer Person vor Interessenverletzungen durch eigene Entscheidungen"*.[72] Diese Intervention drückt sich grundsätzlich in Zwangsmaßnahmen aus.[73] Das kann sowohl durch direkte Eingriffe in die Handlungen des »Opfers« selbst geschehen (direkter Paternalismus), als auch durch *"die Kriminalisierung Dritter, die im Einverständnis mit den Betroffenen handeln"*[74] (Indirekter Paternalismus). Ein Verbot gegen das Einnehmen von Drogen wäre ein Beispiel für direkten Paternalismus, während das Verbot der "Tötung auf Verlangen" als Beispiel von indirektem Paternalismus herhalten kann.

Ein grundsätzliches Problem von paternalistischen Interventionen ist der Konflikt mit der Autonomie des Betroffenen. Es gibt eine Reihe von Ansätzen, dieses Problem zu lösen:

Während sich paternalistische Interventionen etwa grundsätzlich gegen den unmittelbaren Willen des Betroffenen richten, müssen sie nicht notwendiger Weise im Widerspruch zu den anderen Bereichen seiner Autonomie, wie etwa seinen langfristigen Zielen und Präferenzen stehen. Es ließe sich argumentieren, dass paternalistische Interventionen legitim seien, wenn sie dem Schutz langfristiger Ziele des Betroffenen dienen.[75] *"Bei Personen, deren vorherige Lebensweise eine langfristige Bindung an verschiedene andauernde Projekte nahe legt, kann bei selbstverletzenden Verhaltensweisen nach einem schweren persönlichen Rückschlag eine vorübergehende Intervention angemessen begründet werden, um der Person die Möglichkeit zu geben, sich "wieder zu fangen""*[76] Damit wäre das Problem der Unvereinbarkeit von Paternalismus und dem Recht Autonomie dadurch abgemildert, dass die paternalistische Intervention zwar gewisse Bereiche der Autonomie verletzt, sich damit aber legitimieren kann, dass sie andere, (übergeordnete) Bereiche der Autonomie des Betroffenen schützt. Das Problem bei diesem Konzept liegt darin, dass *"es selten der Fall sein wird, dass*

---

72 von Hirsch, Neumann: »Indirekter« Paternalismus im Strafrecht - am Beispiel der Tötung auf Verlangen (§ 216 StGB) S.672
73 Von Hirsch: Direkter Paternalismus: Sollten Selbstschädigungen bestraft werden? S. 236
74 von Hirsch, Neumann: »Indirekter« Paternalismus im Strafrecht - am Beispiel der Tötung auf Verlangen (§ 216 StGB) S.671
75 Vgl. Kleinig: Paternalism S. 67f.
76 Von Hirsch: Direkter Paternalismus: Sollten Selbstschädigungen bestraft werden? S. 238

staatliche Stellen hinreichende Informationen haben, um ein Urteil über die Langzeitprojekte und Präferenzen der Person zu fällen."[77]

Es gibt eine Reihe von alternativen Lösungen, die etwa, wie Dworkins Konzept,[78] welches stärker auf allgemeinen Annahmen basiert: Demnach kann man grundsätzlich bezweifeln, dass Menschen, welche nach einem schweren Schock sich selbst gravierenden Schaden zuzufügen versuchen, dies als Ausdruck einer rationalen, ihren langfristigen Plänen entsprechenden Entscheidung tun. Hier mag eine zeitlich begrenzte Intervention begründbar sein, wobei besagte Interventionen nicht beliebig wiederholbar sein können. Dieses Konzept benötigt keine detaillierten Informationen über den Betroffenen, sondern basiert auf allgemeinen Annahmen über Personen, welche sich nach einem einschneidenden Erlebnis selbst zu verletzen versuchen.

Es ließen sich an dieser Stelle noch eine Vielzahl weiterer Paternalismuskonzepte vorbringen. Was sie aber vereint, ist dass unabhängig von dem einzelnen Lösungsansatz jede sinnvolle Form des Paternalismus gewisse Charakteristika aufweisen muss.

Erstens muss der Zweck der Intervention immer der Schutz der Interessen des Betroffenen sein. Eine Intervention, welche nicht im Interesse des Betroffenen ist, kann nicht durch paternalistische Erwägungen begründet werden. Dabei mag man (wie in Dworkins Modell) der Intervention aus Gründen der Umsetzbarkeit vorübergehend generelle Überlegungen über die Interessen von Menschen zugrunde legen. Letztendlich entscheidend sind aber die realen Interessen des Betroffenen. Eine Intervention, welche auf der Basis von angenommenen Interessen des "Menschen an sich" die realen Interessen des Betroffenen übergeht, kann nicht als "paternalistisch" beschrieben werden.

Zweitens kann eine Intervention, welche auf paternalistischen Überlegungen basiert, die Autonomie des Betroffenen nicht völlig übergehen. Nicht nur ist die Autonomie ein zentrales Menschenrecht, welches nicht ohne weiteres ignoriert werden darf; Autonomie, bzw. Entscheidungsfreiheit ist ein Grundbedürfnis des Menschen. Wenn der Anspruch einer vorgeblich paternalistischen Maßnahme, das Interesse des Betroffenen zu schützen, wirklich ernst gemeint ist, dann kann sie dabei das Recht des Betroffenen auf Autonomie nicht ignorieren.

Drittens ist, zumindest im Fall des direkten Paternalismus, bei paternalistischen Interventionen kein Tadel im Spiel. Die Person wird nicht bestraft oder an ihrer Selbstschädigung gehindert, weil die Handlung als unmoralisch angesehen wird. Der Grund für die paternalistische Intervention ist der, dass man den Be-

---

77 Von Hirsch: Direkter Paternalismus: Sollten Selbstschädigungen bestraft werden? S. 239
78 Dworkin: Paternalism S. 64 ff.

troffenen vor den Konsequenzen ihrer eigenen Handlung schützen möchte. Das Grundmotiv des Paternalismus ist Schutz, kein Tadel[79].

---

79 Von Hirsch: Direkter Paternalismus: Sollten Selbstschädigungen bestraft werden? S. 241

3.2 Der Wert des Lebens und "legal moralism"

Die zweite hier zu behandelnde, alternative Sicht betrachtet das Leben weniger als Recht oder Interesse des Betroffenen, denn als eigenen, davon separaten Wert. Dabei stellt sich zum einen die Frage, was genau mit dem Wert des Lebens gemeint ist. Der Begriff wird zum Teil ambivalenter verwendet, als man meinen könnte.

Zum anderen ist zu klären, ob man aus einem solchen, von menschlichen Interessen unabhängigen Wert des Lebens irgendwelche Handlungspflichten für den Betroffenen oder Dritte ableiten kann. Die Tatsache, dass etwas als objektiv wertvoll betrachtet werden kann, bedeutet noch nicht automatisch, dass der Staat verpflichtet oder berechtigt wäre, seinen Erhalt mit staatlichem Zwang durchzusetzen, wenn dieses "etwas" im Konflikt mit der Autonomie und den Interessen der betroffenen Personen steht. Der Schutz eines von den Interessen des Betroffenen unabhängigen Werts des Lebens wird insbesondere dann problematisch, wenn der Betroffene sein Leben selbst nicht mehr als lebenswert empfindet und man auch objektiv nachvollziehen kann, dass eine weitere Existenz (etwa aufgrund schrecklicher Schmerzen) nicht unbedingt in seinem Interesse ist.

3.2.1 Der Wert des Lebens - begriffliche Klärungen

Wenn man von dem "Wert" des (menschlichen)[80] Lebens redet, kann dies auf verschiedene Art gemeint sein: Zum einen kann man den Wert des Lebens objektiv im instrumentellen Sinne verstehen. *"Wenn wir sagen, Mozarts oder Pasteurs Leben hätten einen hohen Wert gehabt, weil ihre Musik oder ihr medizinisches Wissen den Interessen anderer diente, bewerten wir ihr Leben instrumentell."* [81] Einige Utilitaristische Ansätze der weniger differenzierten Art mögen unter Umständen in diese Richtung argumentieren. Der analytische Nutzen dieses Wertverständnisses ist für unsere Frage allerdings mehr als zweifelhaft:

Offensichtlich besitzt menschliches Leben, welches nur noch künstlich am Leben erhalten wird, meist keinen übermäßigen "Wert" in diesem Sinne mehr. So tragen z.B. wohl nur wenige langfristig Kranke (von Locked-in- oder Wachkomapatienten mal ganz abgesehen) noch zum Bruttosozialprodukt bei.[82] Aber

---

80 Es gibt eine recht weit reichende Diskussion, die sich um den Schutz und den Wert von nichtmenschlichem Leben dreht. Dies ist aber nicht Thema dieser Arbeit. Im Folgenden soll also der Begriff des "Lebens" als Synonym für "menschliches Leben" verwendet werden.
81 Dworkin: Die Grenzen des Lebens S.107
82 Nida-Rümelin: Wert des Lebens S. 386

diese Form von "Wert" hat man im Allgemeinen auch nicht im Sinn, wenn man von dem "Wert des Lebens" im Zusammenhang mit einer möglichen Beendigung künstlicher Lebenserhaltung spricht. Wir sind eben der Meinung, dass menschliches Leben auch jenseits seines instrumentellen Nutzens einen substantiellen Wert besitzt.

Alternativ lässt sich der Begriff des Wertes auch im subjektiven Sinne verstehen. Hier würde dann nach dem Wert gefragt, den der Betroffene seinem eigenen Leben beimisst. Dieser Wert kann, je nach Situation, Interessen und Überzeugung des Betroffenen stark schwanken. Während eine gesunde, zufriedene Person mit guten Zukunftsaussichten wahrscheinlich der Meinung ist, ihr Leben sei mit anderen Gütern nicht aufzuwiegen und damit schlicht unbezahlbar[83], wird die diesbezügliche Einstellung eines Untergrundkämpfers wahrscheinlich eine ganz andere sein. Letzterer wird unter Umständen bereit sein, sein Leben für eine Vielzahl von ihm hoch bewerteter "Güter" hinzugeben, sei es nun die Freiheit seines Landes oder auch nur dem Tod einiger "Ungläubiger".

Im Normalfall wird eine Person den Wert ihres Lebens als sehr hoch einschätzen, auch wenn es sein mag, dass sie andere Werte, wie etwa die Vermeidung von Schmerz, aber zum Teil eben auch politische Ideale als ausreichend wertvoll ansieht, um ihretwillen eine mögliche oder auch gesicherte Verkürzung des Lebens in Kauf zu nehmen.[84] Auch "banalere" Bedürfnisse wie etwa Nervenkitzel, sinnlicher Genuss oder Bequemlichkeit, sind häufig Grund genug für viele von uns, eine Verkürzung des Lebens zu riskieren. Beispiele hierfür finden sich im Straßenverkehr, bei Risikosportarten oder auch beim Rauchen.[85]

Wenn wir von einem von den Rechten der Person unabhängigen "Wert des Lebens" reden, meinen wir aber meist auch nicht diese Form eines Wertes. Der Wert des Lebens in diesem Sinne ist eben nicht wirklich unabhängig von dem, was wir mit Recht auf Leben schützen wollen. Es ist schließlich nicht zuletzt der subjektive Wert des Lebens *"den der Staat als wesentlich wichtig schützen will, wenn er das Lebensrecht eines Menschen anerkennt und geltend macht."*[86] Wenn über den Wert des Lebens geredet wird, meint man damit, wie schon erwähnt, meist etwas Eigenständiges, das eben nicht bereits durch die Rechte des Betroffenen geschützt ist.

Die letzte Art, den "Wert des Lebens" zu verstehen, ist als Wert an sich, der sowohl von den Interessen anderer als auch von denen des Betroffenen unabhängig ist. *"Etwas [ist] wertvoll an sich, wenn sein Wert unabhängig davon ist,*

---

83   Nida-Rümelin: Wert des Lebens S. 371
84   Nida-Rümelin: Wert des Lebens S. 371 ff.
85   Genauere Darstellung hierzu bei Nida-Rümelin: Wert des Lebens S. 377 ff.
86   Dworkin: Die Grenzen des Lebens S.107

was Menschen zufällig mögen oder wünschen oder brauchen oder was gut für sie ist."[87] Es ist dieses Verständnis eines Wertes, das wir im Sinn haben, wenn von einem eigenständigen Wert des Lebens die Rede ist. Die Frage ist nun, ob ein solcher von den Rechten und Interessen des Betroffenen unabhängiger Wert des Lebens existiert und wie er begründet werden kann.

Allerdings kann nicht nur der Begriff "Wert" unterschiedlich aufgefasst werden, auch der Begriff "menschliches Leben" ist weit weniger klar, als man meinen könnte. Von welcher Art Leben redet man genau, wenn über den Wert des menschlichen Lebens diskutiert wird? Zum einen gibt es eine Sichtweise, die ich hier aber weitgehend vernachlässigen werde: Sie betrachtet weniger das Leben des Einzelnen als wertvoll und schützenswert als das der Spezies als ganzes. Sie kommt im Fall des Tierschutzes regelmäßig zur Anwendung, im Falle des Menschen gilt sie als eher unangebracht. Während es als legitim angesehen wird, Bruno den Bären abzuschießen, weil etwa eine Überpopulation das Wohlergehen seiner Spezies in dieser Gegend zu gefährden droht, ist ein entsprechendes Vorgehen auf keinen Fall zulässig, wenn Bruno kein Bär, sondern ein Mensch ist. Das menschliche Leben, verstanden als Leben der "Spezies Mensch", kann hier also weitgehend unbeachtet bleiben.

Zum anderen kann das menschliche Leben als etwas Abstraktes verstanden werden. Es bezieht sich in diesem Sinne weniger auf den Einzelnen oder auf die Spezies homo sapiens als Ganzes, sondern auf den abstrakten "Mensch an sich". Konzepte, welche die Unverletzlichkeit des menschlichen Lebens mit der Gottesebenbildlichkeit begründen, sind beispielsweise meist von dieser Art.

Schließlich lässt sich der Wert des Lebens so verstehen, dass er sich auf das Leben des Einzelnen bezieht. In diesem Fall sieht man das Leben des Einzelnen nicht aufgrund seiner Zugehörigkeit zu unserer Spezies als wertvoll an, ebenso wenig auf Grund einer generellen Wertschätzung des "Menschen an sich". Die Annahme ist in diesem Fall, dass jeder einzelne Mensch für und an sich einen (hohen) Wert habe.

3.2.2 Das Leben als "Wert an sich" - Begründungen

Die von den Interessen der Betroffenen unabhängige unbedingte Wertschätzung des Lebens ist auf verschiedene Weisen begründet worden. Beispiele sind Verweise auch die "Heiligkeit" des Lebens (sei es im religiösen oder säkularen Sinne) bzw. Ansätze, welche Rechte und Pflichten "gegen sich selbst" postulieren. Ich werde hier nicht jede mögliche Form einer Begründung des Lebens als Wert

---

87 Dworkin: Die Grenzen des Lebens S.105

an sich behandeln, sondern lediglich zwei verbreitete Versionen exemplarisch herausgreifen.

Zu den bekanntesten, wenn auch umstrittensten gehören Begründungen, welche auf die "Heiligkeit" des Lebens verweisen.[88] Eine solche Begründung braucht selbstverständlich den Rahmen eines religiösen Glaubenssystems, um wirklich sinnvoll zu sein. Solange man aber annimmt, dass das Leben des Menschen etwa von Gott geschaffen sei, kann man die Unverletzlichkeit des menschlichen Lebens mit der Heiligkeit von Gottes Werk oder durch die Gottesebenbildlichkeit[89] des Menschen begründen. Wie schon erwähnt, betrachten Konzepte dieser Art das Leben meist (wenn auch nicht notwendigerweise) im Sinne des "Menschen an sich". Mit der Gottesebenbildlichkeit des Menschen ist weniger die Ähnlichkeit des Einzelnen zu Gott gemeint, als eine generelle Annahme über "den Menschen" getroffen worden.

Eine solche Begründung hat den offensichtlichen Nachteil, dass der Status des Lebens als "Wert an sich" nur dann überzeugend mit einem Hinweis auf seine Heiligkeit zu begründen ist, wenn man sich innerhalb eines spezifischen Glaubenssystems bewegt. Das wiederum ist dem liberalen, freiheitlichen Staat nicht möglich[90] Sobald man sich aber von den Glaubenssätzen spezifischer Religionen löst, (was ein freiheitlich-demokratischer Staat bei der Begründung von Gesetzen sicherlich tun muss) hat die Verwendung eines Begriffes wie den der "Heiligkeit" gravierende Nachteile:

Um den Begriff der "Heiligkeit" jenseits von religiösen Kontexten sinnvoll anwenden zu können, muss man seine Bedeutung soweit verändern, dass sie wenig Ähnlichkeit mit dem hat, was man mit "Heiligkeit" im Normalfall ausdrücken möchte. Ein Beispiel hierfür wäre etwa Dworkins[91] Ansatz. Er verwendet "heilig" und "unverletzlich" als Synonym,[92] um damit die Begründung der Heiligkeit in einem nichtreligiösen Rahmen zu retten: *"Etwas ist heilig oder unverletzlich, wenn seine bewusste Zerstörung etwas entweihen würde, was geehrt werden sollte"*[93]. In unserem Sprachgebrauch sind die Begriffe der Heiligkeit und Unverletzlichkeit aber eben nicht austauschbar. Wenn überhaupt eine Verbindung besteht, dann die, dass die Unverletzlichkeit eines Gutes mit seiner Heiligkeit begründet werden kann. Das funktioniert aber eben nur im Rahmen des dazugehörigen religiösen Sinnsystems. Der Begriff der Heiligkeit verliert

---

88 Dworkin: Die Grenzen des Lebens S.108
89 Kleinig: Valuing Life S. 123 ff.
90 Die Probleme, welche eine auf religiösen Dogmen basierende Gesetzgebung mit sich bringt, wurden unter 1.1.4 bereits genauer behandelt.
91 Dworkin: Die Grenzen des Lebens S.101 ff.
92 Dworkin: Die Grenzen des Lebens S. 108
93 Dworkin: Die Grenzen des Lebens S.109

ohne Bezug zu einem religiösen Glaubenssystem den Kern ihrer Bedeutung. Ihn dennoch anzuwenden ist in erster Linie irreführend.

Argumentationen, die auf eine angenommene Heiligkeit des Lebens Bezug nehmen, haben also den Nachteil, dass sie entweder den Rahmen eines religiösen Glaubenssystems benötigen, oder den Begriff der Heiligkeit so weit abseits seiner eigentlichen Bedeutung verwenden, dass es in erster Linie irreführend ist. Beides ist Grund genug, sie nicht als Grundlage der Gesetzgebung eines liberalen Rechtsstaates gelten zu lassen.

Das zweite hier zu behandelnde Beispiel sind Konzepte, welche den Standpunkt vertreten, dass das menschliche Leben etwas offensichtlich Wertvolles sei. Einer echten Begründung bedarf dies nicht mehr, es wird als offensichtliche Wahrheit angesehen. Dworkins Argumentation lässt sich auch in diese Richtung interpretieren:

Zwar bedient er sich des Begriffes der "Heiligkeit" ebenso wie einige andere Verfechter des offensichtlichen Wertes des Lebens.[94] Der Begriff ist an dieser Stelle zweifellos etwas unglücklich, da sie ungenau und missverständlich ist. Was sich dahinter aber letztendlich versteckt, ist die These, dass der Wert des Lebens und seine Unverletzlichkeit offensichtliche Tatsachen sind, die keiner weiteren Begründungen bedürfen. Mit dem Begriff der "Heiligkeit" ist hier also nichts notwendiger Weise Sakrales gemeint. Der Wert und die Unverletzlichkeit des Lebens sollen nicht mit Blick auf den Willen, das Wesen oder das Werk irgendwelcher übernatürlichen Wesenheiten begründet werden. Der Wert des Lebens wird als offensichtliche Tatsache gesehen, die überhaupt keiner externen Begründung bedarf.

Die Tatsache, dass eine Reihe von Autoren, die sich mit dem Thema beschäftigt haben, nichtsdestoweniger auf religiöse Terminologien zurückgreifen, ist zum Teil historisch zu begründen mit der Entstehungsgeschichte der Idee vom Leben als "Wert an sich":

"With the rise of Christendom, there was imprinted on western culture a high conception of human life's value. But Christendom has now shed many of its political supports, and the prevalent liberalism of recent centuries has been accompanied by a widespread unwillingness to yoke the valuing of human life to theological premises. For some, that has led to a much more conditional valuing than in the theological tradition; others, however, have wished to retain that tradition's sense of human value without its theistic underpinnings. In some circles this has been accommodated by speaking of human life's value as self-evident"[95]

---

94 Ein weiteres Beispiel wäre Edward Shils' Konzept in Shils: The sanctity of life
95 Kleinig: Valuing Life S. 131

Nun ist es nicht unbedingt notwendig, auf religiöse Terminologie zurückzugreifen, um die These zu vertreten, dass das menschliche Leben einen offensichtlichen Wert habe. So ließe sich der Selbstwert des Lebens etwa mit dem Wert einer jeden Persönlichkeit begründen, welche mit dem Tod zerstört würde. An dieser letzten Begründung ist nicht zuletzt attraktiv, dass der Mensch im Sinne des Individuums für " an sich wertvoll " befunden wird. Der Wert liegt hier (ausnahmsweise) nicht in einer abstrakten Annahme über den "Menschen an sich", sondern in dem Wert und der Einzigartigkeit der betroffenen Person.

"Wenn jemand gestorben ist, dann ist mit ihr eine unersetzliche, unerforschlich komplexe subjektive Welt untergegangen, reich an Erinnerungen und Erfahrungen, faszinierend in ihren Spannungen und Harmonien, vielfältig in ihren Ausdrucksformen."[96] *"Man kann die Zerstörung eines wertvollen Gemäldes auch dann bedauern, wenn man es nie zu Gesicht bekommen hat. Umso mehr kann man die unwiderrufliche Zerstörung der subjektiven Welt eines Sterbenden bedauern."*[97]

Die Annahme über einen Selbstwert des Lebens ist auf dieser Basis auch ohne weiteres nachvollziehbar. Die klassische Parallele, die hierbei gerne herangezogen wird, ist die Schönheit. Ebenso wie das Leben (und aus gleichen Gründen) betrachten wir etwa schöne Dinge als grundsätzlich wertvoll, besonders wenn sie einzigartig und unwiederbringlich sind. Wir sind der Meinung, dass Menschen, die das nicht nachempfinden können, in irgendeiner Form ein Defizit aufweisen. Natürlich kann man nun versuchen, den Wert eines als schön empfundenen Gegenstandes auf einen generellen, abstrakten "Wert der Schönheit" zurückzuführen und diesen dann separat zu begründen. Man wird aber zum einen wahrscheinlich spätestens an dem Versuch scheitern, den abstrakten, von dem geschätzten Gegenstand unabhängigen "Wert der Schönheit" zu erklären, ohne dabei auf die Verwendung gewisser metaphysischer Annahmen zurückzugreifen, die selbst nur schwer zu begründen sind. Zweitens wird ein Heranziehen des theoretischen "Wertes der Schönheit" kaum zusätzliche Erklärungskraft haben. Wir schätzen schöne Dinge nicht aufgrund irgendwelcher theoretischer Überzeugungen. Die Bewunderung von schönen oder aus anderen Gründen faszinierenden Dingen ist schlicht ein (aus unserer Sicht begrüßenswertes) menschliches Charakteristikum. Unsere Wertschätzung des Lebens anderer Personen lässt sich analog beschreiben.

Es muss allerdings noch erwähnt werden, dass der Wert des Lebens einer Person in diesem Konzept nicht ganz ohne Bedingungen ist. Es ist hier nämlich weniger das Leben selbst, welchem ein intrinsischer Wert zugesprochen wird.

---

96 Nida-Rümelin: Wert des Lebens S. 392
97 Nida-Rümelin: Wert des Lebens S. 392

Das Leben wird als wertvoll angesehen, weil es typischerweise einige Charakteristika aufweist, die ihm seinen Wert verleihen. Weniger Leben des Menschen an sich ist wertvoll, als das einzigartige geistige Innenleben jedes Einzelnen. Dies würde natürlich bedeuten, dass ein Mensch, dessen gedankliches Innenleben schon verloren ist, (da er etwa wie Eluana keine höheren Hirnfunktionen mehr hat) eben keine subjektive Welt mehr besitzt, die noch verloren gehen könnte. Das, was Eluanas Leben seinen "Wert" in diesem Sinne verlieh, wäre damit bereits durch den Unfall zerstört worden. Hier bliebe nur noch ein Trauern, zum Schützen wäre es zu spät. Ein solches Konzept des "Werts des Lebens" würde Eluana als bereits Tote behandeln. Dies kann selbstverständlich kritisiert werden, ebenso wie die Tatsache, dass Personen mit sehr schweren geistigen Behinderungen (bei denen höhere Hirnfunktionen etwa auch völlig fehlen) unter Umständen ebenfalls durch das Raster fallen können. Es wäre aber ein Fehlschluss anzunehmen, dass aus einem solchen Konzept des menschlichen Lebens zu schließen wäre, wir hätten gegenüber den Betroffenen keine Pflichten mehr. *"Im Rahmen einer deontologischen Analyse überträgt sich der Wert von Zuständen nicht direkt [...] auf Handlungsverpflichtungen und Verbote. Völlig unabhängig von der Theorie des Lebenswertes lassen sich moralische Kriterien des angemessenen Umgangs mit Leben vertreten. Diese Kriterien können [...] völlig oder weitestgehend unabhängig von Wertbestimmungen bleiben."*[98]

Schwerwiegender sind aus diesem Grund Kritiken, die das Konzept von "offensichtlichen Werten" insgesamt in Zweifel ziehen:

"Where the self-evidence of human life is not universally accepted, and is even challenged by people of seemingly reflective goodwill, the appeal to self-evidence takes on the character of what William Warren Bartley III has dubbed as "the retreat to commitment." For here, what the appeal displays are the limits of our own understanding posing as the limits of reason, and purporting to tell us something about the truth-status of the beliefs in question. It is not too difficult to see this as a sign of philosophical hubris, a willingness to vest in our own perceptions and experience a presumptuous incorrigibility."[99]

Dem ließe sich unter Umständen entgegnen, dass jedwede Ethikkonzepte auf einigen grundsätzlichen Annahmen basieren, die nicht weiter begründet werden. Einige Theoriesysteme wie etwa verschiedene Formen des Utilitarismus tendieren zwar dazu, ihre nicht weiter zu begründenden Grundannahmen zu unterschlagen, ganz ohne kommen aber auch sie nicht aus. In diesem Sinne ist die Idee des offensichtlichen Werts des Lebens nicht so unwissenschaftlich, wie sie von Kleinig dargestellt wird.

---

98 Nida-Rümelin: Wert des Lebens S. 393
99 Kleinig: Valuing Life S. 136

3.2.3 Legal moralism

Gehen wir einmal davon aus, dass man (mit welcher Begründung auch immer) das Leben des Menschen legitimer Weise als von den Interessen des Betroffenen unabhängigen "Wert an sich" betrachten kann. Dann stellt sich des Weiteren die Frage, ob es die Rolle des Staates sein soll, diesen Wert zu schützen. Diese Frage ist besonders in jenen Fällen prekär, in denen ein solcher geschützter "Wert des Lebens" dem Willen und den Interessen der Betroffenen direkt widerspricht. Solche strafrechtlichen Verbote, welche nicht auf den Rechten und Interessen von Personen basieren (ihnen zum Teil sogar widersprechen), sind in der englischsprachigen Diskussion verschiedentlich als *legal moralism*[100] umschrieben worden.

Es gibt verschiedene Bereiche, in denen Formen von *legal moralism* zur Anwendung kommen und dies ohne weiteres als akzeptabel angesehen wird: Gesetze, die dem Natur-, Tier-, oder Denkmalschutz dienen, basieren in erster Linie auf solchen unabhängigen Werten und nicht auf den Interessen irgendwelcher Personen. Wir schützen gefährdete Wale nicht, weil wir der Meinung sind, das irgendwelche Personen ein Recht oder auch nur ein begründetes Interesse daran hätten. Wir halten die Spezies der Wale als solche für schützenswert. Nun darf man die verschiedenen Gebiete, in denen man von *legal moralism* reden kann, nicht über einen Kamm scheren: Die Begründungen der einzelnen Gebiete unterscheiden sich drastisch: Zwar können der Schutz von unwiederbringlichen Naturdenkmälern, das Verbot von Tierquälerei und die gesetzliche Aufrechterhaltung einer spezifischen Sexualmoral alle als Fälle von *legal moralism* gelten, die jeweiligen Begründungen (wie auch unsere Meinungen zu ihrer Stichhaltigkeit) sind aber sehr unterschiedlich. *Legal moralisms* sind also ein sehr weites und wenig homogenes Feld. Sie sind lediglich als staatlich sanktionierte Regeln charakterisiert, die durch andere Werte als die Rechte oder Interessen von Menschen begründet sind. Insofern wäre es an dieser Stelle zu aufwendig, *legal moralisms* als generelles Phänomen zu behandeln. Dafür unterscheiden sich die einzelnen Formen zu sehr.

Ich möchte mich deshalb auf Argumentationen konzentrieren, welche aus dem Wert des Lebens eine Lebenspflicht für sterbewillige Patienten in künstlicher Lebenserhaltung abzuleiten versuchen. Diese Beschränkung auf sterbewillige Patienten besteht deshalb, weil im Falle des Patienten, welcher weiterleben möchte, (wie etwa im Fall des Gelähmten, der weiterleben will) die Frage nach einem interessenunabhängigen Wert des Lebens erst einmal ohne Relevanz ist.

---

100   Joel Feinberg: Harmless Wrongdoings S.3

Einen Unterschied macht das Konzept eines Wertes des Lebens erst, wenn seine Konsequenzen von dem abweichen, was aufgrund der Rechte des Patienten ohnehin schon zu tun geboten wäre. Solange etwa von dem Recht auf Leben die gleichen Handlungsmaximen abgeleitet werden können, wie von dem angenommenen "Wert des Lebens", ist die Frage nach einem separaten, von den Rechten abgegrenzten Lebenswertes ohne jede Konsequenz und deshalb zu vernachlässigen.

Wenn der Betroffene hingegen sterben will, so besteht das Problem, dass "Wert des Lebens" diametral den Rechten und Interessen des Patienten gegenüberstehen: Zum einen würde, wie im zweiten Kapitel bereits dargestellt, das Anrecht des Patienten auf Autonomie schwer verletzt, wenn man ihm gegenüber eine Pflicht zu Leben durchsetzt. Zum anderen wird wohl kaum jemand behaupten, dass es im Interesse eines schwer Gelähmten ist, gegen seinen Willen dauerhaft zu einem als qualvoll empfundenen Leben gezwungen zu werden. Letzteres gilt unabhängig davon, ob man das Leben als grundsätzlich schützenswertes Gut ansieht.

Selbst wenn man dem Leben des Betroffenen einen von dessen Rechten unabhängigen intrinsischen Wert zuspricht, bedeutet dies also nicht, dass eine Beendigung der künstlichen Lebenserhaltung automatisch unzulässig wäre. Wenn überhaupt könnte man hier ein Dilemma zwischen den Rechten und Interessen des Patienten auf der einen Seite und dem "Wert" des Erhalts seines Lebens auf der anderen feststellen.

An dieser Stelle macht es einen recht großen Unterschied, wie der Wert des Lebens begründet ist: Solange sich der Wert des Lebens nicht auf ein Abstraktum bezieht, sondern auf den Betroffenen selbst, wird es schwierig, auf dieser Basis eine Behandlung zu rechtfertigen, die seinen Interessen auf grundsätzliche Weise widerspricht:

Wille und Bedürfnisse eines Menschen sind grundlegende Teile seiner Persönlichkeit, und Respekt vor einer Person äußert sich nicht zuletzt in Respekt vor seinen Interessen.[101] Wenn der Wert des Lebens eines Patienten sich nicht nur auf den Wert seiner biologischen Funktionen bezieht, sondern auch auf das, was ihn als Individuum und Persönlichkeit ausmachte, so kann man nicht Wille, Bedürfnisse und Interessen des Betroffenen opfern, um seine biologischen Funktionen zu erhalten. Wenn der "Wert des Lebens" Ausdruck der Hochachtung ist, die wir einer Person und seinem Charakters schulden, wäre es unsinnig, auf dieser Basis die Autonomie des Betroffenen zu ignorieren und ihn zu einer Existenz

---

101 Raz: the morality of freedom S.188 *"Respecting a Person consist in giving appropriate weight to his interest"*

zwingen zu wollen, von der wir wissen, das er sie verabscheut. Man kann nicht einer Person und ihrem Leben einen hohen Wert zusprechen und gleichzeitig ihre Interessen und Rechte ignorieren.

Sobald der Wert des Lebens aber als etwas Abstraktes gesehen wird, das unabhängig vom Einzelnen existiert, ist dieses spezielle Problem erst einmal umgangen. Es ist ja weniger der Einzelne und seine persönliche Existenz, die für wertvoll befunden wird und geschützt werden soll, als das Abstraktum des "menschlichen Lebens an sich", das sich "zufällig" in seiner Person manifestiert. Die Interessen und die Rechte des Betroffenen können in diesem Sinne dem theoretischen Ideal des "menschlichen Lebens an sich" geopfert werden.

Das Problem an einem solchen Ansatz ist, dass der "Mensch an sich", der vom einzelnen, konkreten Individuum völlig abgelöst wäre, sich auf keinen schützenswerten Gegenstand in unserer realen Lebenswelt mehr bezieht. Es macht wenig Sinn, das abstrakte "menschliche Leben an sich" zu schützen, wenn dem konkreten Individuum und seinen Interessen so gar keine Wichtigkeit beigemessen wird.

"Das menschliche Leben ist ein zentraler Wert, es wird jedoch nicht in abstrakter Form gelebt. Nur einzelne Individuen leben ihr Leben, und ihre Zufriedenheit und Lebensqualität sind unterschiedlich, je nach den jeweiligen Lebensumständen."[102]

Ein *legal moralism*, welcher das menschliche Leben als abstrakten Wert betrachtet und es auf Kosten des eigentlich Betroffenen schützt, muss sich also vorwerfen lassen, es stelle damit ein fiktives Konstrukt ohne Bezug zu unserer Lebenswirklichkeit über das Wohlergehen der realen Menschen. Insofern mag bezweifelt werden, ob es sinnvoll ist, einen abstrakten Wert des Lebens zu konstruieren, dem dann die realen Interessen von Personen untergeordnet werden sollen.

Aus diesem Grund kann eine "Abwägung" zwischen den Interessen einer Person, und seinem grundlegenden Recht auf Autonomie gegenüber dem abstrakten Wert des Lebens in einer rechtsstaatlichen Demokratie nur einen Ausgang haben, insbesondere wenn der Wert des Lebens keinerlei Bezug zu den Bedürfnissen von konkreten Personen hat. Es ist gerade die Idee und Funktion von Grundrechten, dass sie nicht zugunsten solch abstrakter Werte völlig ignoriert werden können. Ein abstrakter "Wert des Lebens", der nicht in den Interessen und Rechten der Person verwurzelt ist, kann auf keinen Fall benutzt werden, um fundamentale moralische Prinzipien staatlichen Handelns auszuhebeln. Abstrakten "Werten" einen grundsätzlichen Vorrang vor den fundamentalen Rechten

---

102 Von Hirsch, Schorscher: Nachwort: Indirekter Paternalismus und die normative Basis des Tötung-auf-Verlangensverbot - Replik an Dietmar von der Pfordten S. 338

und Interessen der Betroffenen einzuräumen, führt nur zu abseh- und vermeidbarem menschlichen Leid und ist deshalb mit einer liberalen, rechtsstaatlichen Grundordnung nicht zu vereinbaren.

Letztendlich sei an dieser Stelle noch hervorgehoben, dass keine Grundsatzkritik an jeglicher Form von *legal moralisms* geübt werden soll. Zum einen basieren die meisten akzeptierten *legal moralisms* nicht auf irgendwelchen abstrakten Werten ohne Bezug zur Lebenswirklichkeit, sondern auf sehr konkreten Prinzipien: Tierquälerei ist abzulehnen, weil die betroffenen Tiere darunter leiden. Gebäude stehen unter Denkmalschutz, weil die betroffenen Bauwerke selbst etwa auf Grund ihrer Schönheit oder kulturellen Bedeutung als wertvoll und schützenswert angesehen werden. Diese Regeln fußen nicht auf irgendwelchen von dem konkreten Objekt unabhängigen Ideen über Tiere oder Kunstwerke "an sich".

Zum anderen stehen die meisten akzeptierten *legal moralisms* nicht in grundsätzlichem Widerspruch zu fundamentalen Grundrechten des Menschen. Die Tatsache, dass man seinen Hund nicht quälen oder den Kölner Dom nicht abreißen darf, stellt eben im Normalfall eben keine einschneidende und grundsätzliche Einschränkung der Autonomie der Betroffenen dar.

3.3 Leben als Recht, Wert oder Interesse - Anwendung auf das Problem der künstlichen Lebenserhaltung

3.3.1 Der Gelähmte

Ich möchte in dieser Arbeit nicht näher auf die Frage eingehen, ob und warum ein schwer gelähmter Patient ein Recht auf Leben hat. Es erscheint zu offensichtlich, dass dies der Fall ist. Niemand, der das Recht auf Leben (oder Konzepte von individuellen Freiheiten und persönlicher Rechte) nicht generell in Frage stellt, wird etwa ernsthaft die Meinung vertreten, dass dieses Recht sich auf gesunde Menschen beschränken würde.

Aus diesem Grund werde ich den Fall des Gelähmten, welcher weiterleben möchte, in der folgenden Argumentation weitestgehend ignorieren. Die künstliche Lebenserhaltung gegen seinen Willen zu beenden, würde offensichtlich sein Recht auf Leben verletzen und wäre damit unzulässig. Es erscheint müßig, an dieser Stelle noch paternalistische Erwägungen oder den "Wert des Lebens" ins Feld zu führen. Man wird auf einer solchen Basis wohl kaum eine Tötung des Patienten gegen seinen Willen legitimieren können. Die Situation ist damit zumindest in Bezug auf die in diesem Kapitel diskutierten Konzepte völlig ohne offene Fragen und bedarf damit keiner weiteren Diskussion.

Im Falle des sterbewilligen Patienten steht die Sache nicht ganz so einfach. Das Recht auf Leben ist hier nur bedingt anwendbar. Wie bereits besprochen,[103] basiert das Recht auf Leben des Patienten (wie auch jedes andere seiner Rechte) auf seinen Interessen, und schützt ihn vor Übergriffen, die gegen seinen Willen erfolgen. Es ist aber nicht Teil der Konzeption eines "Rechts", dass der Betroffene gezwungen wäre, es in Anspruch zu nehmen. Besonders offensichtlich ist dies im Zusammenhang mit Schönheitsoperationen und dem Recht auf körperliche Unversehrtheit. Nun ist eine vom Patienten explizit geforderte Beendigung der künstlichen Lebenserhaltung offensichtlich kein unerwünschter Übergriff. Sein Recht auf Leben ist damit nicht in Gefahr. Eine Weiterführung der künstlichen Lebenserhaltung, die auch gegen den Willen des Betroffenen durchgesetzt wird, muss damit wenn überhaupt anderweitig begründet werden.

Die offensichtlichste diesbezügliche Möglichkeit wäre der Paternalismus. Man schützt das Leben des Betroffenen ggf. auch gegen seinen Willen, weil man davon ausgeht, dass dies in seinem Interesse sei. Das führt aber zu neuen

---

[103] Kapitel 3.1.1; 3.1.2

Problemen: Die paternalistische Begründung einer künstlicher Lebenserhaltung gegen den Willen des Patienten funktioniert nur, wenn nachvollziehbar ist, dass ein Weiterleben grundsätzlich im Interesse des Betroffenen ist. Dies lässt sich aber nur im Falle von Personen behaupten, deren Lebensstandard[104] gewissen minimalen Ansprüchen gerecht wird. Im Falle eines Patienten, der auf Grund schwerer Lähmungen nicht einmal mehr fähig ist, sich selbst zu ernähren bzw. zu atmen, lässt sich unter Umständen bezweifeln, dass diese minimalen Ansprüche erfüllt sind.

Der Betroffene ist durch seine Lähmung *"von zahlreichen alltäglichen Aktivitäten ausgeschlossen und kann anderen nur mit erheblichen Anstrengungen und in erheblich eingeschränktem Ausmaß nachgehen."*[105] Vor allem aber *"kann sich der Betroffene hier nicht selbst dadurch von diesen Schwierigkeiten befreien, dass er sich entscheidet, seine bisherigen Lebensziele zu ändern. Gleichgültig, für welche Aktivitäten er sich entscheiden würde – seine Beeinträchtigungen müssten ihre Ausführung und die Freude an ihnen erheblich beeinträchtigen"*[106] (oder sie sogar völlig unmöglich machen). Es mag Menschen geben, die, wie etwa Stephen Hawking, in einer solchen Situation die notwendigen geistigen Ressourcen sowie Willens- und Charakterstärken besitzen, um weiterhin ein befriedigendes Leben führen zu können. Dies ist Grund genug, den Betroffenen Bewunderung und Hochachtung zu zollen. Es ist aber nichts, was man einer Person in einer solchen Situation abverlangen könnte.

Inwiefern soll ein Interesse eines solchen Patienten bestehen, sein Leben weiterführen zu müssen, wenn er es als elend und in keiner Weise befriedigend empfindet? Es wäre eine paternalistische Intervention, die keinerlei reale Interessen beschützt und gleichzeitig (wie jede Form des Paternalismus) ein fundamentales Anrecht und Bedürfnis des Betroffenen - nämlich das auf Autonomie - massiv einschränkt. Es wäre schwer zu erklären, warum ein solch künstliches Konstrukt, das kein Interesse des Betroffenen mehr schützt, schwerer wiegen soll als das Recht auf autonome Selbstbestimmung. Eine solche Anwendung von Paternalismus wäre wenn überhaupt nur auf der Basis religiöser Glaubensvorstellungen, z.B. von einem Leben nach dem Tod, zu begründen. Wenn man annimmt, dass jede Form der Selbsttötung (oder des Sterbens auf Grund von eige-

---

104 Von Hirsch, Ashworth: Proportionate sentencing S.194 *"The living standard [...] does not focus on actual life quality or goal-achievement, but on the means an capabilities for achieving a certain quality of life. It is also standardized, referring to the means and capabilities that would ordinarily help one achieve a good life."*
105 Von Hirsch, Neumann: Indirekter Paternalismus und §216 StGB: Weitere Bemerkungen zur Bedeutung und Reichweite des Paternalismus-Begriffs S.105
106 Von Hirsch, Neumann: Indirekter Paternalismus und §216 StGB: Weitere Bemerkungen zur Bedeutung und Reichweite des Paternalismus-Begriffs S.105

nen diesbezüglichen Entscheidungen) ewige Höllenqualen nachsichzöge, gäbe es damit ein Interesse, welche eine paternalistische Intervention in solchen Fällen begründen könnte. Eine moderne Demokratie wird aber kaum die Rechte seiner Bürger auf der Basis von angenommen Interessen einschränken, die auf religiösen Glaubenssätzen über das Jenseits basieren.

Paternalistische Begründungen für eine Aufrechterhaltung der künstlichen Lebenserhaltung gegen den Willen des Patienten scheiden damit aus. Was bliebe, wäre eine Begründung, die auf einem von Rechten und Interessen unabhängigen "Wert des Lebens" basiert. Allerdings ist ein solcher "Wert", wie unter 3.1.3 bereits begründet, nicht geeignet, diese Rolle zu erfüllen.

3.3.2 Total Locked-in

Solange eine Patientenverfügung oder eine vergleichbar klare Information über den Willen des Patienten vorhanden ist und daraus hervorgeht, dass der Betroffene leben will, gilt für den Locked-in-Patienten[107] ähnliches, wie für den Gelähmten: natürlich hat er ein Recht auf Leben, und natürlich ist eine Beendigung der künstlichen Lebenserhaltung gegen seinen expliziten Wunsch unzulässig. Es gibt keinen Grund anzunehmen, dass das Recht auf Leben des Menschen an den Grad seiner Kontrolle über seinen Körper gebunden wäre.

Was eine Fortführung der künstlichen Lebenserhaltung gegen den Willen des Patienten anbelangt, so ist der Fall des Locked-in-Patienten sogar noch klarer als der des Gelähmten. Eine paternalistische Intervention kann sich hier auf keinen Fall auf die Interessen des Patienten stützen. Während ein Gelähmter durchaus noch Beschäftigungen haben kann, die seiner Existenz einen Inhalt geben, ist dies bei Locked-in-Patienten praktisch vollständig ausgeschlossen. Es mag Menschen geben, welche mit unglaublichem Erinnerungsvermögen oder enormer Genügsamkeit gesegnet sind und unter solchen Umständen noch in ihren Erinnerungen schwelgen, und damit ein erfülltes Leben führen können. Die fiktive Gestalt des Hannibal Lecter[108] wird so beschrieben, als wäre er dazu fähig. Die meisten von uns haben aber nicht die perfekten, lebendigen Erinnerungen eines Hannibal Lecter, und es ist aber wohl nicht übertrieben zu behaupten, dass der gewöhnliche Mensch unter solchen Umständen kein Interesse am Weiterleben haben dürfte. Eine unter Umständen langjährige Existenz ohne Möglichkeiten zu irgendeiner Form der Handlung oder Interaktion mit der Außen-

---

107 Ich werde im Folgenden "Locked-in" als Synonym für "total locked-in" benutzen. Diese Verwendung ist zwar medizinisch nicht ganz korrekt, aber erheblich weniger sperrig. Siehe dazu Fußnote Nr. 2.
108 Harris: The Silence of the Lambs

welt dürfte für die meisten Menschen eine schwer erträgliche Qual darstellen. Eine paternalistische Intervention, welche gegen den expliziten Wunsch des Patienten ein Weiterleben erzwingt, wird damit völlig absurd.

Wenn überhaupt ließ sich ein Paternalismus in umgekehrte Richtung anwenden, nämlich in Form einer Beendigung der künstlichen Lebenserhaltung bei dauerhaften Locked-in-Patienten. Obwohl dies den ersten Intuitionen der meisten Menschen zunächst einmal zuwider läuft, ist es zumindest im Fall von Patienten, bei denen keinerlei Informationen über Ihren Willen vorliegen, erstaunlich schwer, dagegen zu argumentieren:

Es gibt gute Gründe anzunehmen, dass eine Beendigung im Interesse der Patienten läge. Wenn man kein Hannibal Lecter ist, wovon wir im Normalfall ausgehen müssen, würde ein gewöhnlicher Mensch eine mehrjährige Existenz als Locked-in-Patient wohl als völlig unerträglich erleben. Zusätzlich fällt in diesem Fall eines der größten moralischen Probleme des Paternalismus weg: Der Patient wird nicht vor Interessenverletzungen durch eigene Entscheidungen geschützt, sondern vor Interessenverletzungen, welche aus seiner Unfähigkeit, Entscheidungen zu treffen, resultieren. Der sonst übliche Konflikt zwischen Autonomie und Paternalismus bestehet damit in diesem Fall nicht, was ihn von "gewöhnlichen" Fällen von Paternalismus unterscheidet.

Es ließe sich argumentieren, dass der Staat in einem solchen Fall gar nicht die Möglichkeit hat, "paternalistische" Interventionen zu vermeiden. Unabhängig davon, ob man den Betroffenen am Leben erhält oder ihn sterben lässt, ist es dem Staat (oder jenen, denen er die Verantwortung überträgt) in einer solchen Situation gar nicht möglich, eine Entscheidung zu vermeiden. Beide möglichen Entscheidungen bergen aber die Gefahr in sich, die Interessen des Betroffenen schwer zu verletzen: Wenn man ihn tötet, riskiert man, dass er leben wollte. Wenn man ihn dagegen am Leben erhält, ist es möglich, dass er seine weitere Existenz als unerträgliche Qual erlebt. Dabei ist noch zu beachten, dass Zweiteres, zumindest von außen betrachtet, sehr viel plausibler erscheint. Kaum jemand würde von sich behaupten, unter solchen Umständen noch Jahre oder Jahrzehnte in dem Wissen weiterleben zu wollen, das eine Besserung nicht in Aussicht steht.

Argumentationen, die den einschneidenden und dauerhaften Charakter einer solchen Intervention kritisieren, sind auf einen solchen Fall kaum anwendbar. Egal wofür man sich entscheidet, die Intervention ist auf jeden Fall dauerhaft und für den Patienten potentiell verheerend. Zwar ist die Beendigung der künstlichen Lebenserhaltung im Gegensatz ihrer Weiterführung irreversibel. Aber dies ist nur von Bedeutung, wenn die Chance besteht, dass der Betroffene sich entweder erholt oder Grund zur Hoffnung besteht, doch noch an Informationen über den früheren Willen des Patienten zu gelangen. Für den hier behandelten

Fall ist es also ohne Belang. Wenn man der Entscheidung, was in einer solchen Situation zu tun ist, wirklich die anzunehmenden Interessen des Betroffenen zugrunde legen will, so kommt man also kaum daran vorbei, die künstliche Lebenserhaltung zu beenden.

Ein Hauptgrund, weshalb die meisten Menschen eine solche Anwendung des Paternalismus wohl nichtsdestoweniger vehement ablehnen würden, ist wohl der, dass wir die Entscheidung über Leben und Tod eines Patienten nicht in dieser Form in die Hand des Staates legen wollen. Der Staat soll nicht die Möglichkeit haben, den Tod eines Menschen mit der Begründung zu verfügen, dass ein Weiterleben nicht im Interesse der Person sei. Die dahinter liegenden Gründe mögen Missbrauchsgefahr oder *slippery slope-* Argumente sein, was wieder ganz eigene Probleme mit sich bringt. Von einer genaueren Diskussion muss an dieser Stelle allerdings abgesehen werden. Das Thema würde ausreichend Material für eine eigene Arbeit bieten und hier definitiv den Rahmen sprengen.

3.3.3 Eluana

Im Fall der Eluana ist das Konzept von Interessen, wie unter 2.2.3 bereits diskutiert, insgesamt etwas schwierig anzuwenden. Menschen im dauerhaften Wachkoma ohne jegliche Heilungschancen haben offensichtlich keine aktuellen Interessen mehr, auf denen Rechte in irgendeiner Form basieren könnten.

Nun gründet das Recht auf Leben auf zwei verschieden Formen von Interessen des Menschen. Zum einen ist das Leben selbst ein Gut, an dem der Mensch im Allgemeinen ein großes und begründetes Interesse hat. Zum anderen ist das Leben aber die Bedingung für eine Vielzahl anderer Interessen: Viele als wertvoll erachtete Güter, an denen unsere Interessen hängen, sind abhängig davon, dass wir am Leben sind. Die Tatsache, dass wir das Recht auf Leben als so wertvoll ansehen, ist sowohl im Interesse des Einzelnen am Leben selbst, als auch in dem Bedingungscharakter des Lebens in Bezug auf seine sonstigen Interessen verwurzelt.

Das aktuelle Interesse am Leben selbst, das die meisten Menschen auszeichnet, hat der Wachkomapatient offensichtlich verloren. Allerdings ist es nicht absurd anzunehmen, dass Menschen Interessen haben, die davon abhängig sind, solange als möglich (und gegebenenfalls auch ohne Bewusstsein) am Leben zu bleiben. Der Betroffene kann also durchaus Interesse daran haben, auch dann am Leben zu bleiben, wenn sein Verstand und seine Persönlichkeit vollständig verschwunden sind. Die meisten möglichen Beispiele für solche Interessen wirken allerdings etwas konstruiert.

Weitere (vielleicht sogar überzeugendere) Begründungen fallen wieder in das Feld der Einschränkung der Staatsgewalt: Man kann etwa argumentieren, dass ein substanzieller Schutz des Rechts auf Leben einer Person nur dann absolut gewährleistet ist, wenn er nicht von den Urteilen Dritter über die Interessen des Betroffenen abhängig ist. Aber solche Argumentationen driften wieder in den Bereich der *slippery slope*- Argumente ab, auf die ich hier, wie schon gesagt, nicht mehr eingehen möchte.

Letztendlich sei noch erwähnt, dass die Frage nach dem Recht auf Leben eigentlich nur bei Patienten ohne Patientenverfügung (oder sonstigen früheren Willensäußerungen) von praktischem Belang ist. Sobald eine Patientenverfügung zur Verfügung steht, greift (wie unter 2.2.3 bereits diskutiert) das Rech auf Autonomie mit allen seinen Konsequenzen.

Fazit

Viele der Ergebnisse dieser Arbeit dürften kaum überraschend sein: So ist der Wille des Betroffenen in den meisten Fällen der Schlüssel für die Frage, ob eine künstliche Lebenserhaltung aufrechterhalten werden soll. Ein Wille, der nur in Form von Patientenverfügungen vorliegt, hat dabei kaum geringeres Gewicht als direkte Forderungen des Patienten. Kaum eines dieser Ergebnisse wird überraschen, sie entsprechen vielmehr auch der neuen deutschen Gesetzeslage.

Interessanter ist der Blick auf die dahinter stehenden Prinzipien: Die viel bemühte Menschenwürde erscheint, von extremen Fällen[109] abgesehen, für eine Bearbeitung des Problems fast nutzlos. Natürlich kann man die Würde des Menschen so breit definieren, dass sie in irgendeiner Form anwendbar ist, damit würde sie aber jeden analytischen Nutzen verlieren. Wenn dies vermieden werden soll, ist es nicht nachvollziehbar, dass die Würde des Betroffenen bei der Frage nach einer Fortsetzung der künstlichen Lebenserhaltung in irgendeiner Form in Gefahr wäre.

Auch das Prinzip des Lebens, sei es als Recht, Wert oder Interesse, spielt eine geringere Rolle, als man vielleicht hätte annehmen können. Das Recht auf Leben ist für unsere Frage zwar wichtig, aber von der autonomen Entscheidung des Betroffenen abhängig. Es kann nur dann sinnvoll verwendet werden, wenn der Patient eine Fortführung der künstlichen Lebenserhaltung wünscht. In diesem Fall verletzt es sowohl die Autonomie, als auch das Recht des Patienten auf Leben, ihm seinen Wunsch zu verweigern. Das Recht auf Leben dient in diesem Sinne als Verstärker, es liefert zusätzlich Gründe, warum es in so einem Fall verwerflich ist, den Willen des Betroffenen zu ignorieren. Als unabhängiges Prinzip kann es in dieser Frage jedoch kaum fungieren. Ein von den Interessen und Präferenzen des Betroffenen unabhängiger Wert des Lebens, welcher gegen etwaige Entscheidungen des Patienten in Feld geführt werden sollte, ist, wie sich herausgestellt hat, völlig unbrauchbar.

Generell lässt sich feststellen, dass der Anspruch des Patienten auf Autonomie in den meisten Fällen den Schlüssel für die hier besprochenen Probleme liefert. Dies gilt auch für Patienten wie Eluana, bei denen frühere Willensäußerungen in keiner Beziehung zu einem angenommenen aktuellen Willen stehen können. Dementsprechend basieren die am schwersten lösbaren ethischen Probleme im Bereich der künstlichen Lebenserhaltung auf fehlenden Informationen über den Patientenwillen: Moralische Dilemmata treten bei der hier behandelten Fra-

---

109 Ein Beispiel für einen solchen extremen Fall, in dem die Menschenwürde sehr wohl Anwendung finden würde, wäre die Beendigung der künstlichen Lebenserhaltung eines Menschen als Maßname zur "Vernichtung lebensunwerten Lebens".

ge immer dann auf, wenn bei Wachkoma- oder Locked-in-Patienten entweder berechtigte Zweifel daran bestehen, ob ein übermittelter Patientenwillen authentisch ist, oder diesbezügliche Informationen ganz fehlen. Als besonders problematisch erscheint bei solch fehlenden Informationen der Locked-in-Fall: Auf der einen Seite ist es sicher kaum zu verantworten, eine Person über Jahre hinweg künstlich am Leben zu erhalten, wenn wir davon ausgehen müssen, dass diese ihre Existenz als unerträgliche Qual erleben muss. Auf der anderen Seite kann man den Betroffenen aber auch kaum einfach sterben lassen, ohne sich zumindest halbwegs sicher sein zu können, dass dies auch wirklich seinem Willen entspricht. Der Locked-in-Patient ist dabei zweifellos ein sehr seltener Extremfall. Ähnliche Probleme (wenn auch unter Umständen in abgeschwächter Form) gibt es aber in all jenen Fällen, die sich zwischen Eluana und dem Locked-in Patienten ansiedeln lassen.[110] Der Fall des Schlaganfallopfers, welcher in der Einleitung erwähnt wurde, ist nur ein mögliches Beispiel.

Ein Ausweg wäre an dieser Stelle der Rückgriff auf paternalistische Interventionen. Es stellt sich aber heraus, dass paternalistische Erwägungen in solchen Situationen nur schwerlich dazu herangezogen werden können, um eine *Weiterführung* von künstlicher Lebenserhaltung zu rechtfertigen.[111] Wenn der Betroffene noch ein Bewusstsein und damit Leidensfähigkeit besitzt, so ist es nur schwer zu erklären, inwiefern es in seinem Interesse sein soll, auf Dauer und ohne realistische Heilungschancen in seinem Zustand festgehalten zu werden. Wenn er hingegen nichts mehr von seiner Umwelt mitbekommt, lässt sich kaum nachvollziehen, welche seiner Interessen durch eine weitere Lebenserhaltung geschützt werden sollen. Es ist an dieser Stelle also bemerkenswert, dass die besonderen Bedingungen des hier behandelten Problems paternalistische Interventionen fast nur in Form einer *Beendigung* der künstlichen Lebenserhaltung zulassen.

Zusätzlich stellt sich aber die Frage, ob der Paternalismus wirklich eine legitime Basis für die Beendigung von Menschenleben in einem Rechtstaat darstellt. Nicht zuletzt spielen an dieser Stelle Bedenken wegen Missbrauchsgefahr oder einer Schwächung wichtiger Grenzen staatlichen Handelns eine wichtige Rolle. Dies ist jedoch ein eigenes Feld mit eigenen Problemen und muss an anderer Stelle diskutiert werden.

Ein alternativer Ausweg aus dem genannten Dilemma wäre noch denkbar, der hier aber nur in Form eines Ausblicks angesprochen werden soll: Eine all-

---

110 Damit sind alle jene Fälle von künstlicher Lebenserhaltung gemeint, in denen die Patienten keine Möglichkeit haben, ihren Willen (soweit er noch existiert) in irgendeiner Form auszudrücken.
111 Vgl. Kapitel 3.3.2 dieser Arbeit

gemeine Verpflichtung zum Abfassen einer Patientenverfügung (etwa als Teil der Prozedur beim Abschluss der Krankenversicherung) würde unter Umständen einen Ausweg bieten. Bei einer flächendeckenden Verbreitung von Patientenverfügungen könnten die moralischen Probleme, die durch ein Fehlen von Informationen über den Patientenwillen entstehen, im vornhinein vermieden werden. Zweifellos würde eine solche Verpflichtung wieder eigene Probleme sowohl administrativer, als auch moralischer Natur mit sich bringen, die näher untersucht werden müssten. Aber das ist, wie schon erwähnt, nicht mehr Thema dieser Arbeit.

Quellenverzeichnis

Bücher, Zeitschriften:

Virginio Bonito, Alberto Primavera, Luca Borghi, Maurizio Mori, Carlo Defanti, The discontinuation of life support measures in patients in a permanent vegetative state. In: Neurological Sciences Volume 23 Number 3, Springer Verlag, Milan, September 2002

Günter Dürig, Der Grundgesetzsatz von der Menschenwürde. Entwurf eines praktischen Wertesystems der Grundrechte aus Art. 1. Abs.I in Verbindung mit Art. 19 Abs. II des Grundgesetzes. In: Archiv für öffentliches Recht Nummer 81, Mohr Siebeck Verlag, Tübingen 1956

Gerald Dworkin, Paternalism. In: The Monist 56, 1972

Ronald Dworkin, Die Grenzen des Lebens, Abtreibung, Euthanasie und persönliche Freiheit 1994, Rowohlt Verlag, Reinbeck 1994
(Übersetzung von: Ronald Dworkin, Life's Dominion. An argument about abortion, Euthanasia and individual freedom, Alfred A. Knopf Inc. 1993)

Ronald Dworkin, Taking Rights seriously, Harvard University Print, Harvard 1977

Joel Feinberg, Harmless wrongdoings, Oxford University Press, New York 1990

Joel Feinberg, Harm to self, Oxford University Press, New York 1986

Thomas Harris, The Silence of the Lambs, St. Martin's Press, New York 1988

Andrew von Hirsch, Direkter Paternalismus: Sollten Selbstschädigungen bestraft werden? In: Michael Anderheiden, Peter Bürkli, Hans Maichael Heinig, Stephen Kirste, Kurt Seelmann, Paternaismus und Recht, Mohr Siebeck Verlag, Tübingen 2006

Andrew von Hirsch, Ulfrid Neumann: »Indirekter« Paternalismus im Strafrecht - am Beispiel der Tötung auf Verlangen (§ 216 StGB). In: Goltdammer's Archive für Strafrecht, R. v. Decker 12/2007 Seiten 671-726

Andrew von Hirsch, Ulfrid Neumann: Indirekter Paternalismus und §216 StGB: Weitere Bemerkungen zur Bedeutung und Reichweite des Paternalismus-Begriffs. In: Andrew von Hirsch, Ulfrid Neumann, Kurt Seelmann, Paternalismus im Strafrecht: die Kriminalistisierung von selbst schädigendem Verhalten, Nomos Verlag, Baden-Baden 2010

Andrew von Hirsch; Vivian Schorscher: Nachwort: Indirekter Paternalismus und die normative Basis des Tötung auf Verlangensverbot, Replik an Dietmar von der Pfordten. In: Andrew von Hirsch, Ulfrid Neumann, Kurt Seelmann, Paternalismus im Strafrecht: die Kriminalistisierung von selbst schädigendem Verhalten, Nomos Verlag, Baden-Baden 2010

Andrew von Hirsch, Andrew Ashworth: Proportionate sentencing, Oxford University Press, Oxford 2005

Otfried Höffe, Menschenwürde als ethisches Prinzip. In: Otfried Höffe, Ludger Honnefelder, Josef Isensee, Gentechnik und Menschenwürde, Dumont Literatur und Kunst Verlag, Köln 2002

John Kleinig, Paternalism, Rowman & Allenheld, Totawa 1984

John Kleinig, Valuing Life, Princeton University Press, Princeton 1991

Hans Maier, Kritik der politischen Theologie. In: Hans Maier, Gesammelte Schriften Bd. II Politische Religionen, C. H. Beck Verlag, München 2007

Manfred Nicht, Armin Wildfeuer, Person - Menschenwürde - Menschenrechte im Disput,
LIT Verlag ,Berlin-Hamburg-Münster 2002

Julian Nida-Rümelin, Wert des Lebens. In: Julian Nida-Rümelin, Ethische Essays, Suhrkamp Taschenbuch Wissenschaft, Frankfurt am Main 2002

Julian Nida-Rümelin, Angewandte Ethik Die Bereichsethiken und ihre theoretische Fundierung, Alfred Kröner Verlag, 2. Auflage, Stuttgart 2005

Julian Nida-Rümelin, Warum Menschenwürde auf Freiheit beruht. In: Julian Nida-Rümelin Über menschliche Freiheit, Reclam Verlag, Stuttgart 2005

Kurt Seelmann, Menschenwürde und die zweite und dritte Formel des kategorischen Imperativs. Kantischer Befund und aktuelle Funktion. In: Gerd Brudermüller, Kurt Seelmann, Menschenwürde: Begründung, Konturen, Geschichte, Königshausen & Neumann Verlag, Würzburg 2008

Robert Spaemann, Über den Begriff der Menschenwürde. In: Ernst-Wolfgang Böckenförde und Wolfgang Spaemann, Menschenrechte und Menschenwürde, Historische Voraussetzungen - säkulare Gestalt - christliches Vermächtnis, Klett-Cotta Verlag, Stuttgart 1987

Wilhelm Vossenkuhl, Paternalismus, Autonomie und Rechtspflichten gegen sich selbst. In: Andrew von Hirsch, Ulfrid Neumann, Kurt Seelmann, Paternalismus im Strafrecht: die Kriminalistisierung von selbst schädigendem Verhalten, Nomos Verlag, Baden-Baden 2010

Edward Shils, The sanctity of life, In: Edward Shils, Life or Death: Ethics and Options University of Washington Press, Seattle 1968

Onlinequellen

Fokus-Online, Bundestag schafft Rechtsklarheit, Stand: 18.06.09 17:18 http://www.focus.de/politik/deutschland/gesundheitspolitik/patientenverfuegung-bundestag-schafft-rechtsklarheit_aid_409417.html

Peter Schaber, Menschenwürde und Selbstachtung: Ein Vorschlag zum Verständnis der Menschenwürde, in: Studia Philosophica 63, 2004, 93-106. http://www.ethik.uzh.ch/afe/publikationen/Schaber-Menschenwuerde.pdf

StGB (Strafgesetzbuch der Bundesrepublik Deutschland) Stand: 01.09.2009 http://dejure.org/gesetze/StGB

Michael Fischer / Ingeborg Schrems (Hrsg.)

Ethik im Sog der Ökonomie
Was entscheidet wirklich unser Leben?

Frankfurt am Main, Berlin, Bern, Bruxelles, New York, Oxford, Wien, 2008.
321 S., 3 Abb., zahlr. Tab.
Ethik transdisziplinär. Herausgegeben von Michael Fischer. Bd. 9
ISBN 978-3-631-57324-2 · br. € 56.50*

Das Forschungsprojekt über den aktuellen Stand der Ethik (Reihe *Ethik transdisziplinär*, Bände 1–8) hat verdeutlicht, dass die Ökonomisierung ein zentraler Trend aller Entwicklungsprozesse ist und das alltagskulturelle Verständnis von Ethik wandelt. Moralische Appelle verhallen, wenn nicht gleichzeitig die Kosten-Nutzenrechnung präsentiert wird. Was entscheidet also wirklich unser Leben? Dieser Band setzt sich mit den Kernfragen auseinander, die die Menschen bewegen: Haben wir das Wissen, das wir brauchen? Können wir Forschungs- und Technikentwicklungen z.B. in der Medizin- und Bioethik noch verantworten und für den einzelnen Menschen umsetzen? Wie steht es ganz konkret um den Kostenfaktor Menschenwürde, wenn wir an Alter und Tod denken? Ist die Sterbehilfe eine Unterstützung der Autonomie des Menschen oder eine Kostenersparnis? Dieser Diskurs erzeugt neue Feindbilder und zwingt zur Frage, ob wir einen neuen kulturellen Umgang mit dem Tod brauchen, anstatt bloßer sozialtechnologischer Lösungen. Da jeder einzelne von diesen Problemen betroffen ist, stellen die Beiträge die Kollisionsfelder von Ethik und Wirtschaft bewusst in den Vordergrund.

Aus dem Inhalt: Forschungsstand und Zukunftsperspektiven · Menschenwürde als Kostenfaktor · Brauchen wir einen neuen kulturellen Umgang mit Alter und Tod? · Kollisionsfelder Ethik – Wirtschaft

Frankfurt am Main · Berlin · Bern · Bruxelles · New York · Oxford · Wien
Auslieferung: Verlag Peter Lang AG
Moosstr. 1, CH-2542 Pieterlen
Telefax 0041(0)32/3761727

*inklusive der in Deutschland gültigen Mehrwertsteuer
Preisänderungen vorbehalten
Homepage http://www.peterlang.de